腰痛　ひざ痛　脚のしびれ…

下半身の痛みは臀筋《でんきん》のコリが原因だった！

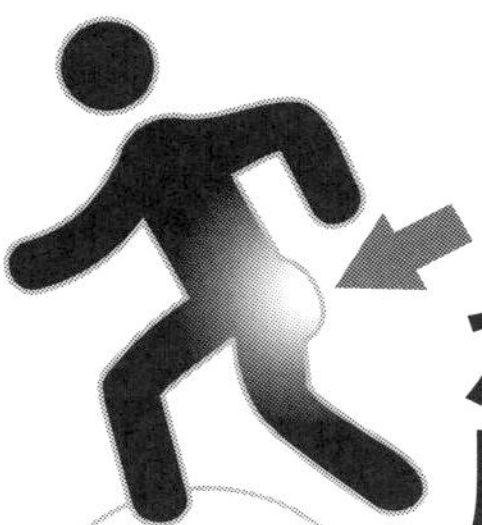

1日5分の“自重《じじゅう》押し”プログラム

東京大学農学生命科学研究科
農学特定支援員・鍼師
武笠公治

青春出版社

はじめに

「腰痛を治すのに、こんなところ（脚の付け根の外側＝中臀筋《ちゅうでんきん》・小臀筋《しょうでんきん》）に鍼《はり》を打つんですか？　しかも、そんなに長い鍼を⁉」

「ひざの痛みの原因が、お尻の筋肉にあったなんて！」

これは私の治療所に来られた患者さんの声です。

実際、35年間でのべ15万人以上の鍼治療を行ってきましたが、腰から足先にかけて下半身に痛みやしびれ症状がある人で、「臀筋（お尻の筋肉）」に問題がない人はほとんどいませんでした。

なぜだと思いますか？　理由は本文で説明しますが、腰痛の人がいくら腰をもんだり押したりしてもすぐに元通りに、「足やひざが痛い」という人がいくら足やひざをさすってもなかなかよくならない理由がここにあります。

それは、痛みやしびれを感じる場所とは別の場所に、痛みを引き起こす最大の震源地があったからなのです。


本書では、この〝知られざる病の元〟といえる臀筋のコリを、鍼を使わずに自分で解消できる方法を紹介します。

これは私が現在、東京大学大学院農学生命科学研究科で科学的検証を進めている「鍼治療の原理」から考案したものです。座ったままでも寝ながらでも、自分の体重（自重）を使って安全かつ効果的に実践できる簡単療法です。

私自身、飛行機事故など多くの事故の後遺症で、病院では治らなかった原因不明の病気や症状に苦しんだ経験があり、「一人でも多くの人にラクになってほしい」との思いから、この本を書きました。この一冊が、みなさんのつらい痛みや体の不調を少しでも早く改善する一助となれば、治療家としてこんなに嬉しいことはありません。

武笠公治

目次

はじめに　3

第1章
その腰痛、ひざ痛の原因は「臀筋のコリ」にあった！
なぜ、痛いところをマッサージしても、すぐ元に戻ってしまうのか

なぜ整形外科では「痛み」が治らないのか　12
本当の原因は痛いところではない。「隠れたコリ」にあった　14
カラダの要である股関節を取り巻く筋肉「臀筋」とは　16
「臀筋のコリ」が原因でヘルニアを発症するしくみ　19
痛み・しびれの真犯人「トリガーポイント」とは　23
臀筋のコリから「ひざの痛み」はこうして起こる　28
「コリ」＝「痛み」はカラダの危険信号　32

鍼でコリや痛みが解消する原理　37
「えっ、ツボに鍼を打つんじゃないの?」　42
コラム　鍼・灸・あん摩・指圧とマッサージの違い　47

第2章

1日5分！　鍼効果を実感できる「自重押しプログラム」

どこを、どうやって押せばいいか、どう効くか、あなたの場合

鍼を使わずに、鍼の効果を手軽に得られる方法を探して　54
自重を使って押すのでラク　56
自重押しプログラムを始める前に　60
腰 ひざ 脚 に効く「下半身コース」　63

首肩に効く「上半身コース」 67
本来の痛みを感じるようになる 72
症状別のトリガーポイント・アドバイス 74

「自重押しプログラム」実践者の声 81

第3章

痛みが再発しないカラダをつくる体操

コリを自分でチェック、同時に筋肉をほぐして血流をよくする

「自重押しプログラム」と組み合わせてスーパーボディづくり 86

1 ひざ倒し 90
2 股関節開き 92
3 もも上げ 94

4 カエル足 96

第4章

医者が教えてくれない「慢性痛」の正体
カラダのつくりから見た「本当は危ない姿勢・運動」とは

あなたのコリはどこからきたのか?
カラダに痛みが起こる姿勢、起こらない姿勢 100
「座りすぎ」で寿命が10%縮まる!? 104
カラダにいい運動、悪い運動の新常識 107
コリは一日にしてならず
なぜ「事故」から数年経ってから症状が出るのか 109
無理なスポーツは、なぜカラダに悪いのか 113
「股関節の痛み」が意味すること 117

生理痛がある女性は隠れ腰痛をもっている！　120
あなたも「隠れ腰痛」かもしれない――〝ストレートネック度〟簡単チェック法　124
「かがむ」と痛いか、「反る」と痛いか――腰痛のタイプを知る　127
ひざの痛みの種類　129

第5章 痛みをとると、意外な病気の症状まで消えていく「ムカサ式鍼療法」の秘密

関節痛・神経痛だけでなく、うつ、冷え、内臓・免疫疾患まで改善！の実証

鍼治療によって「根本から」解決する理由　134
脊柱管狭窄症・椎間板ヘルニア・坐骨神経痛　136
関節リウマチ　140

動脈硬化　142
心臓病(れん縮性狭心症)　144
頸椎症　146
四十肩、五十肩　147
まとめ——放っておくと怖いコリの話　148
実証!　痛み(コリ)をとることによって病気を克服した人たち　150
コラム「悪い細胞を壊す」鍼治療と外科手術の違い　166

エピローグ

7回死にかけ、すべて鍼で治したムカサ式メソッドが生まれるまで　170

編集協力　二村高史
企画協力　松尾昭仁　ネクストサービス株式会社
本文イラスト　瀬川尚志
本文図版デザイン・DTP　ハッシィ

第1章

その腰痛、ひざ痛の原因は「臀筋のコリ」にあった!

なぜ、痛いところをマッサージしても、
すぐ元に戻ってしまうのか

なぜ整形外科では「痛み」が治らないのか

慢性的な腰痛やひざ痛をかかえている人が増えています。

病院の整形外科に行くと、股関節症や、変形性膝関節症《へんけいせいしつかんせつしょう》、椎間板《ついかんばん》ヘルニア、脊柱《せきちゅう》管狭窄症《かんきょうさくしょう》、坐骨神経痛、慢性腰痛などと診断された人たちであふれかえっています。

整形外科ではさまざまな治療が行われていますが、ほとんどの患者さんは完治していません。

なかには手術によって症状が消えたという人もいますが、時間が経つとまた同じような症状が出てきてしまいます。

なぜ、整形外科では、慢性的な腰やひざの痛みが治らないのでしょうか？

それは、あくまでも整形は〝外科〟だからです。

なぜ、整形外科や整体・マッサージなどでは根本改善しないのか

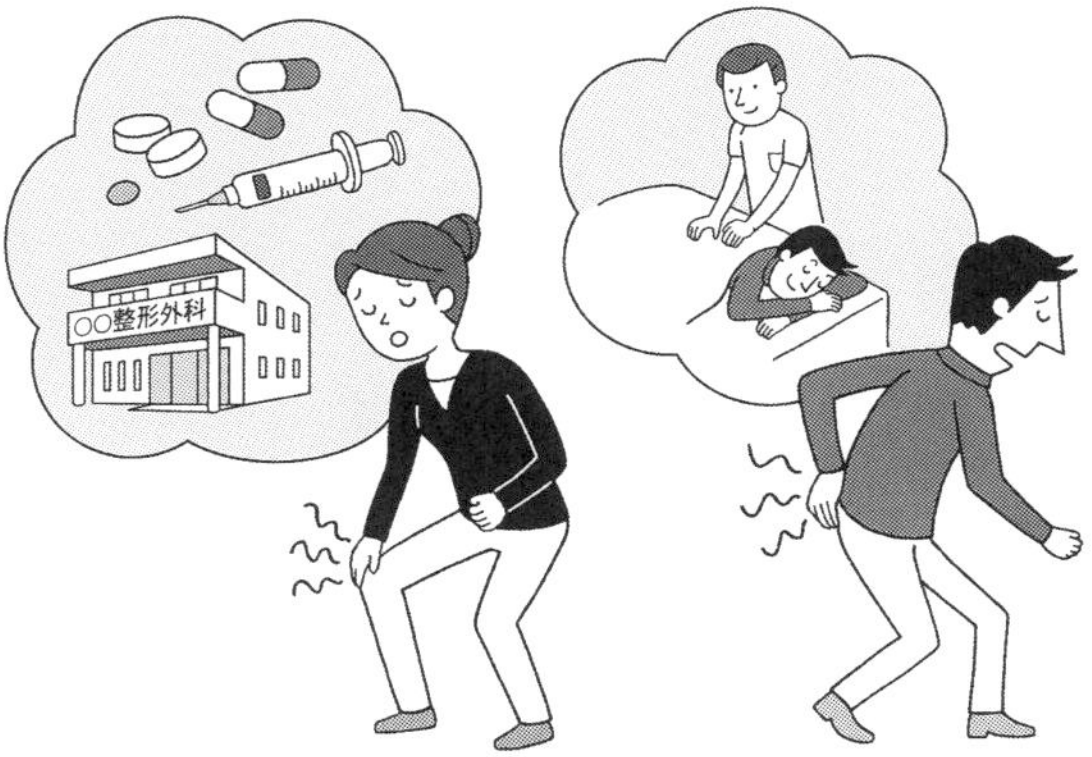

もともと整形外科という科は、不慮の事故で骨が折れたり、腱や筋肉が切れたときに、それをどうやって外科的につなげたり縫いつけたりすればよいかを追究してきた学問で、字で書いたとおり「形をととのえる外科で、骨が折れた、筋肉や靭帯《じんたい》、軟骨が壊れたなどのカラダの中の異常を戻す外科です（形成外科と混同されますが形成外科は美容を含めて、カラダの表面とそれに近い部分の異常を戻す外科です）。

そもそも、西洋医学の使命は人類を滅亡させないこと。すなわち、ヒトを死から守る学問なので、痛い、痒《かゆ》いなどの死に至らない症状や病気の研究が積極的に行われて

こなかったのです。

腰痛、ひざ痛で整形外科に通っても、痛みの原因はさまざまですが、レントゲンや、ＭＲＩ検査で手術が必要になるような異常が見つかるまでは、保存的療法という名の経過観察しか方法がありません。

痛み止めや湿布薬、低周波や温熱療法がこれにあたります。

痛みを抑えたり、やわらげたりするだけで、根本的な解決にはならないのです。

本当の原因は痛いところではない。「隠れたコリ」にあった

あなたが、腰の「椎間板ヘルニア」と診断されたとしましょう。

ヘルニアとは「脱出」を意味するラテン語です。

一般的には鼠径部《そけい》ヘルニア（脱腸）を指すことが多いのですが、整形外科でのヘルニアは脊椎《せきつい》と脊椎の間にある椎間板の中の髄核《ずいかく》というクッションが脊柱管内に飛び出してくる現象をいいます。

交通事故や、高所からの転落、コンタクトスポーツ（ラグビーやサッカーなどカラダがぶつかり合うスポーツ）によって、急激に力が加わった場合にもヘルニアは起きます。

こうした事故で急激に起きた髄核のヘルニアは、症状がすぐに出ます。なぜなら、急な変化にはカラダは対応できないからです。

しかし、通常の生活では、ヘルニアは数年から数十年かけて起きてきます。ゆっくりと進んだ変化には、カラダは対応してくれるようにできています。

座りすぎや立ちすぎ、自転車で転んだ、雪道ですべってお尻を打ったなど、ともすれば忘れてしまうような小さな事故で起きる小さな捻挫《ねんざ》や靭帯《じんたい》の損傷が、「かばう」というヒトのカラダが持つ本能により、**長い時間をかけ、臀筋《でんきん》やその他の股関節の筋**

肉を凝《こ》らせます。

このコリがクセモノで、ヘルニアの原因なのです。

そうです。痛いところを何度もんだり、押したりしてもなかなか治らないのは、本当の原因が別の部分にあったからです。

病院で「椎間板ヘルニア」と診断されると「椎間板が原因の腰痛」と考えがちですが、**大もとの原因は、実は「臀筋のコリ」にあったのです**。

カラダの要である股関節を取り巻く筋肉「臀筋」とは

ここで、なぜ臀筋にコリが生じるのかを説明しておきましょう。

大もとの原因は、痛いところではなく「臀筋」にあった！

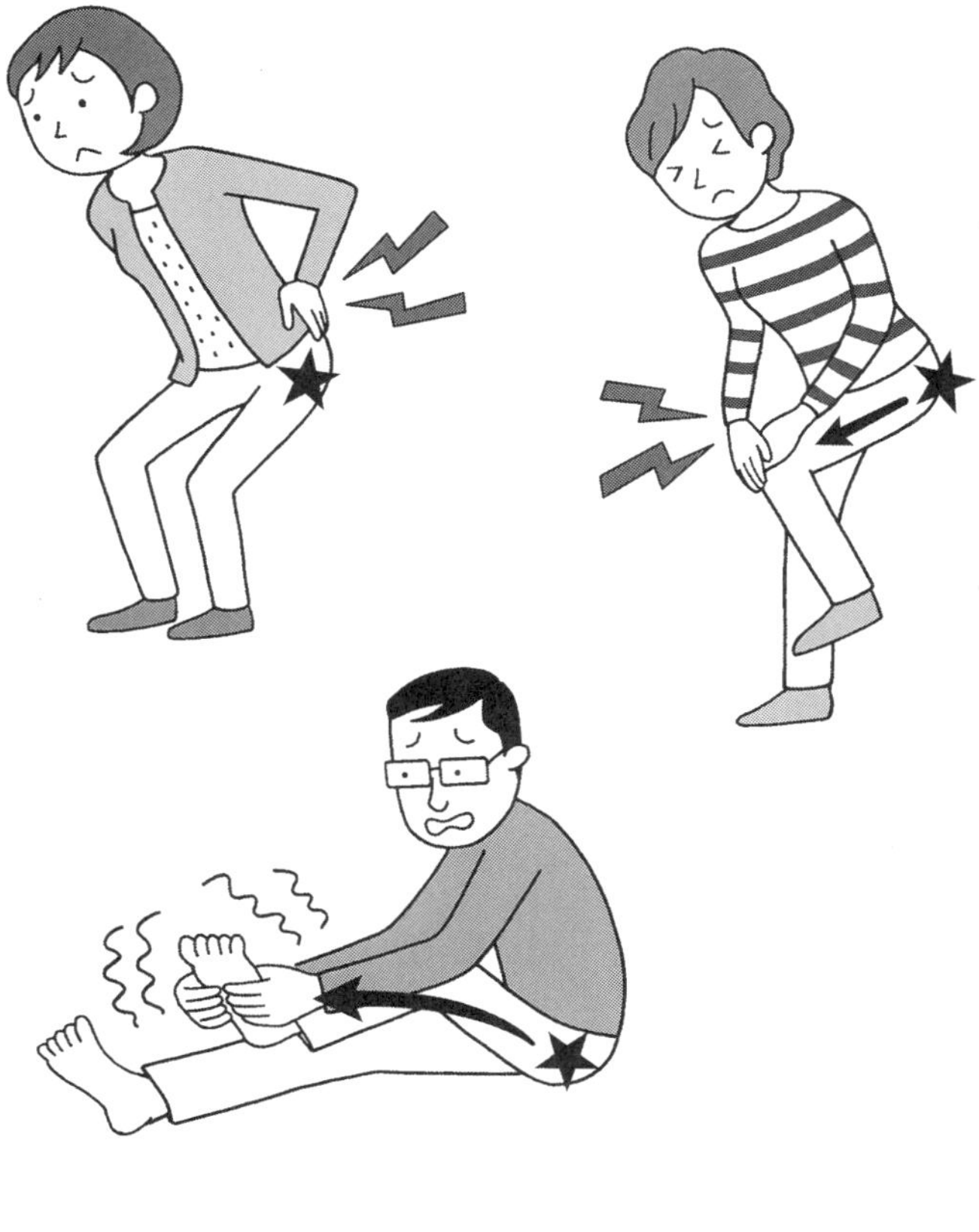

それは、**臀筋がカラダ、とくに下半身の要となる筋肉だからです。**

「臀筋」とは臀部、つまり、お尻の筋肉のことですが、カラダの表面から順に、大臀筋、中臀筋、小臀筋の三層構造になっています。

図のように、臀筋は大腿骨と股関節を結んでいます。

重要なのは、歩く、走る、跳ぶ、ねじる、転がるといった**すべての動きの支点となる股関節は、臀筋が形づくっている**ということです。

ちなみに、寝返りを打つのさえ股関節を使います。その証拠に、股関節を痛めると、寝返りすら打てなくなるのです。

「お尻は座るためのもの」と誤解している人が多いのですが、違います。実は、歩いたり走ったりする「**カラダを動かすための筋肉**」だったのです。

ためしに、階段をのぼるときにお尻の筋肉を触ってみてください。キュッと硬くなりませんか。臀筋は、立っているときには緊張しませんが、カラダを動かすときに緊

腰痛の原因の８割は臀筋にある

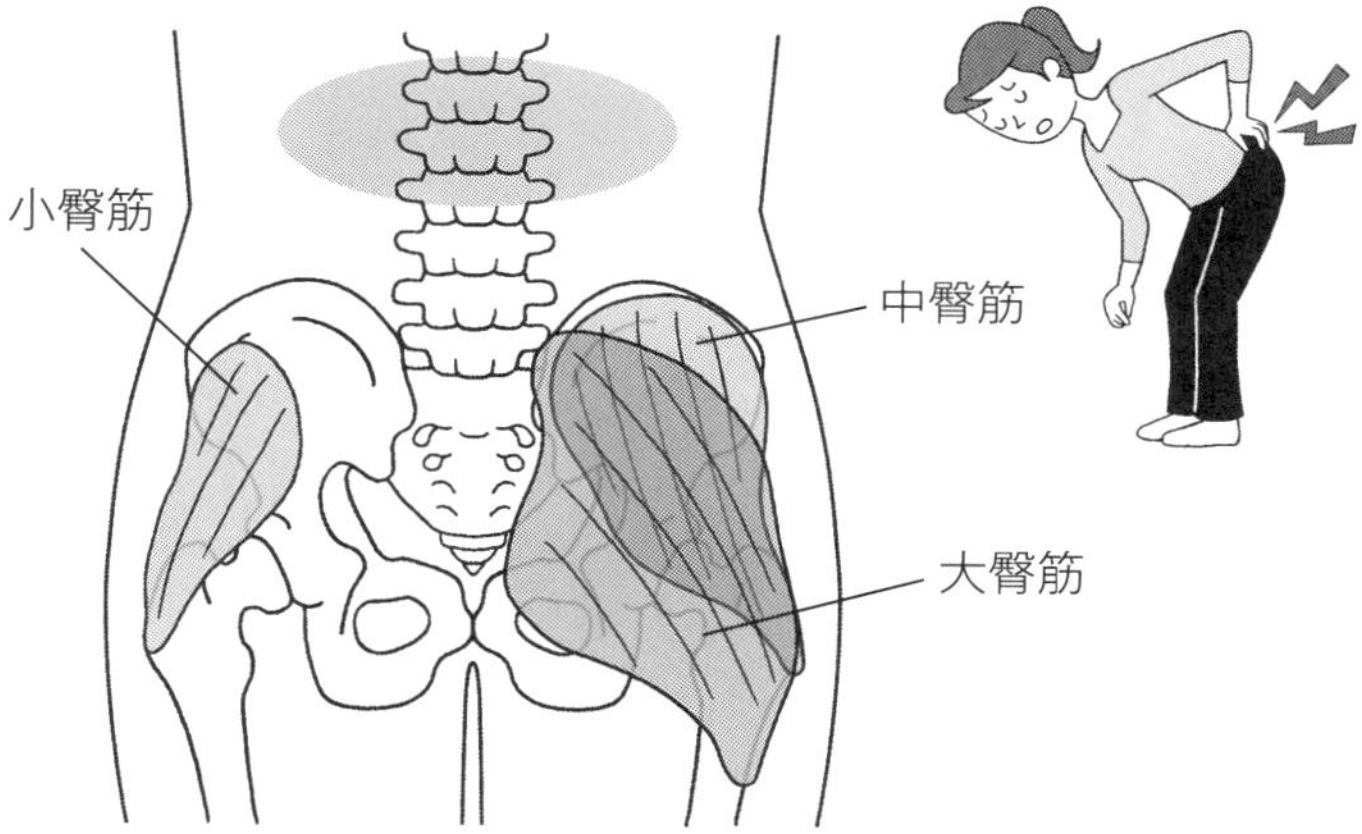

張することがわかります。

また、世界トップレベルの短距離走選手などは、股関節を覆う臀筋群が発達しています。

それは、臀筋がカラダを動かすためのエンジンのようなもので、**股関節を動かす「大きなチカラ」をつくる器官**だからなのです。

「臀筋のコリ」が原因でヘルニアを発症するしくみ

では、「臀筋のコリ」が原因で、なぜ、まったく別の場所がヘルニアという病気になってしまうのでしょうか？　痛みやしびれが起こるのでしょうか？

すべての痛みやしびれ症状は、コリから大量発生した電気信号がオーバーフロー（処理できる量の上限を超えて、電気が漏れだしたり逆流すること）**を起こすことから始まる**といってもいいでしょう。

いきなりカラダが電気で動かされているといわれても、ピンとこないかもしれませんね。

たとえば私たちが「痛い！」と感じるのは、痛み刺激が「電気信号」に変換され、神経を伝って脳に送られるからです。

私たちのカラダの諸器官同士は、いろいろな情報の伝達方法を持っていますが、そのなかでも重要な伝達方法は、神経を使った「生体電気（以下、カラダの電気）」なのです。

そして、神経はカラダの電気信号の通り道です。脳や各臓器、組織や細胞同士が「異常はない？」とたずねたり、「ちゃんとやってるよ！」とか、「少し変だよ！　なんとかしよう」などと連絡しあっています。

ところが、もともと、ヒトも含めてほとんどの動物は、カラダのなかで異常な量の電気が起きることを想定して生まれてきません。

怖い話はここからです。

神経は電気が多くなると漏れだしたり、渋滞しているために逆流を始めるのです。

コリが増えて電気の量が多くなると電気は漏れだし、正常な筋肉や組織、臓器に間違った情報を与えてしまいます。

臀筋や股関節を取り巻く筋肉にコリが増え、異常な量の電気をつくりだしてしまうと、腰椎の周りの筋肉に間違った「縮め！」という情報を与えてしまい、新しいコリを生みだすという悪循環が起きていきます。

この新しいコリの増加は腰椎同士を引き寄せ合って圧迫が起き、腰椎と腰椎の間にある椎間板の中の髄核というクッションを押しつぶし、脊柱管に押し出してしまうのです。

これが一般的な**「腰椎ヘルニア」**です。

ちなみに、肩関節を捻挫、打撲して放置すると、頸椎《けいつい》ヘルニアや頸椎症を引き起こします。

ゆっくりと起きた**ヘルニアは①坐骨神経痛、②慢性腰痛、③ひざの痛み、④足のしびれの原因ではありません**。

臀筋や股関節の捻挫を放置したため大量につくられた電気信号が原因で起きてくる**二次的災害**です。

ヘルニアは腰椎のまわりの筋肉への電気がオーバーフローして起きる現象、①〜④の神経症状は、坐骨神経や大腿《だいたい》神経への逆流性オーバーフロー現象なのです（頸椎と腰椎にヘルニアや変形が特徴的に見られるのは、肩関節と股関節を含む腕や足の神経が首と腰から出ていることで理解できます）。

痛み・しびれの真犯人「トリガーポイント」とは

オーバーフローした電気信号は、流れやすい器官や組織に向かっていき、結果的にカラダのあちこちに飛んで不具合を起こします。

詳しくは第5章で説明しますが、困った電気信号が足に向かえば足のしびれを引き起こします。脊柱管に入り込むと骨の新陳代謝が狂い、脊柱管が狭まる骨の変形が起こります。

そして後述するように、異常な電気信号を受信した部位はパニックを起こして、萎縮やけいれんなどの緊張状態を引き起こしますから、便秘、逆流性食道炎、胃けいれん、ぜんそく、鼻や目や耳などの、心身の不調や病気までコリが原因だと言い切ってよいでしょう。

恐ろしいことに、コリがつくりだす異常な電気は、免疫細胞や脳の神経細胞にまで悪影響を与えるケースまであるのです。

つまり、必ずしも症状が表れた部位に「原因」があるとは限らないわけです。

先ほど紹介した椎間板ヘルニアや坐骨神経痛、変形性膝関節症のほとんどはお尻の筋肉のコリに原因がありますし、肋間《ろっかん》神経痛は痛みのある肋間をたどった脊椎の捻挫やその周辺の起立筋群のコリに原因があります。

腰や足の痛みの原因がお尻に、胸の痛みの原因が背中にあったりするわけです。

こうした不調の真の原因となっている箇所は「トリガーポイント」と呼ばれています。

トリガーとは銃の引き金のこと。痛みの「引き金となっている点」がトリガーポイントです。

腰痛やひざ痛をはじめとする痛みやコリを解消するには、いくら不具合なところを治療しても根本的な解決にはなりません。

このトリガーポイントを探して治さないと、症状は何度でも再発し、悪化していくのです。

「トリガーポイント」という言葉を聞いたことがない人も多いでしょうから捕足しておきます。

１９８０年代にアメリカの２人の医師が、筋膜性疼痛《とうつう》症候群とトリガーポイントについての研究（『トリガーポイントマニュアル』）を発表して以来、日本でもよく知られるようになりました。

この医師たちは、慢性的な腰や首の痛みやしびれの原因が、痛みやしびれがある部位のほかの部分の筋肉のポイント（コリ）にあることを発見したのです。

痛みやしびれの症状がどこにあるのかで、その症状の原因である**トリガーポイント（生体電気を増やし、神経を興奮させる筋肉や靭帯）を見つけ出して正常に戻せば、慢性痛や神経痛はなくなる**のです。

医学は、解剖学と薬理学をのぞいてざっくりといえば、病理学と生理学の2つが柱になっています。

神経痛や腰痛は生理作用が狂ったために痛みが出ているだけで、これは病気ではありません。ただの症状です。

しかし、先ほども述べたように、長い間、生体電気が体内を駆けめぐると、明らかに正常でない質量の細胞の発現（ヘルニアや変形、良性・悪性腫瘍）や機能障害（伝達物質の放出質量異常、免疫細胞の暴走や機能不全など）に変化が起きてきます。

これは病理学で判断し、病気として診断されます。

実態のない「痛み」という現象は、その原因であるトリガーポイントを特定しコリ

を正常化するしかないのです。

日本でも研究会が発足され、医師や鍼灸師《しんきゅうし》があらゆるトリガーポイントの研究に取り組んでおり、いくつかのポイントを見つけ出してきています（日本筋膜性疼痛症候群研究会　ｊｍｐｓ．ｊｐ参照）。

しかし、私は30年以上にわたる鍼治療効果の実証により、ほとんどの痛みのトリガーポイントを見つけ出しています。

一般に鍼《はり》治療というと首・肩こりや腰痛、関節痛や神経痛、頭痛などに効果があるイメージがありますが、それだけではありません。

東洋医学だけでなく西洋医学的な見地から鍼治療の研究を進めた結果、難病と呼ばれる原因不明の病気（先天性および遺伝性以外）や、治療困難とされるあらゆる症状の原因が筋肉のコリにあることを発見しているのです。

臀筋のコリから「ひざの痛み」はこうして起こる

次に、ひざの痛みを例に、そのメカニズムをお伝えしたいと思います。

ひざの打撲や捻挫、運動の過不足を除くひざ痛の原因は股関節靭帯と臀筋にあります。

股関節の捻挫や臀筋のコリは、腰痛として認識されます。

適切な処置をせずに時間を経過させると、臀筋やお尻の深部にある筋肉がけいれん、硬直してきます。

繰り返しますが、臀筋やその他のお尻の筋肉は股関節を動かす「大きなチカラ」をつくる器官です。

ひざの痛みのトリガーポイントも臀筋にあった

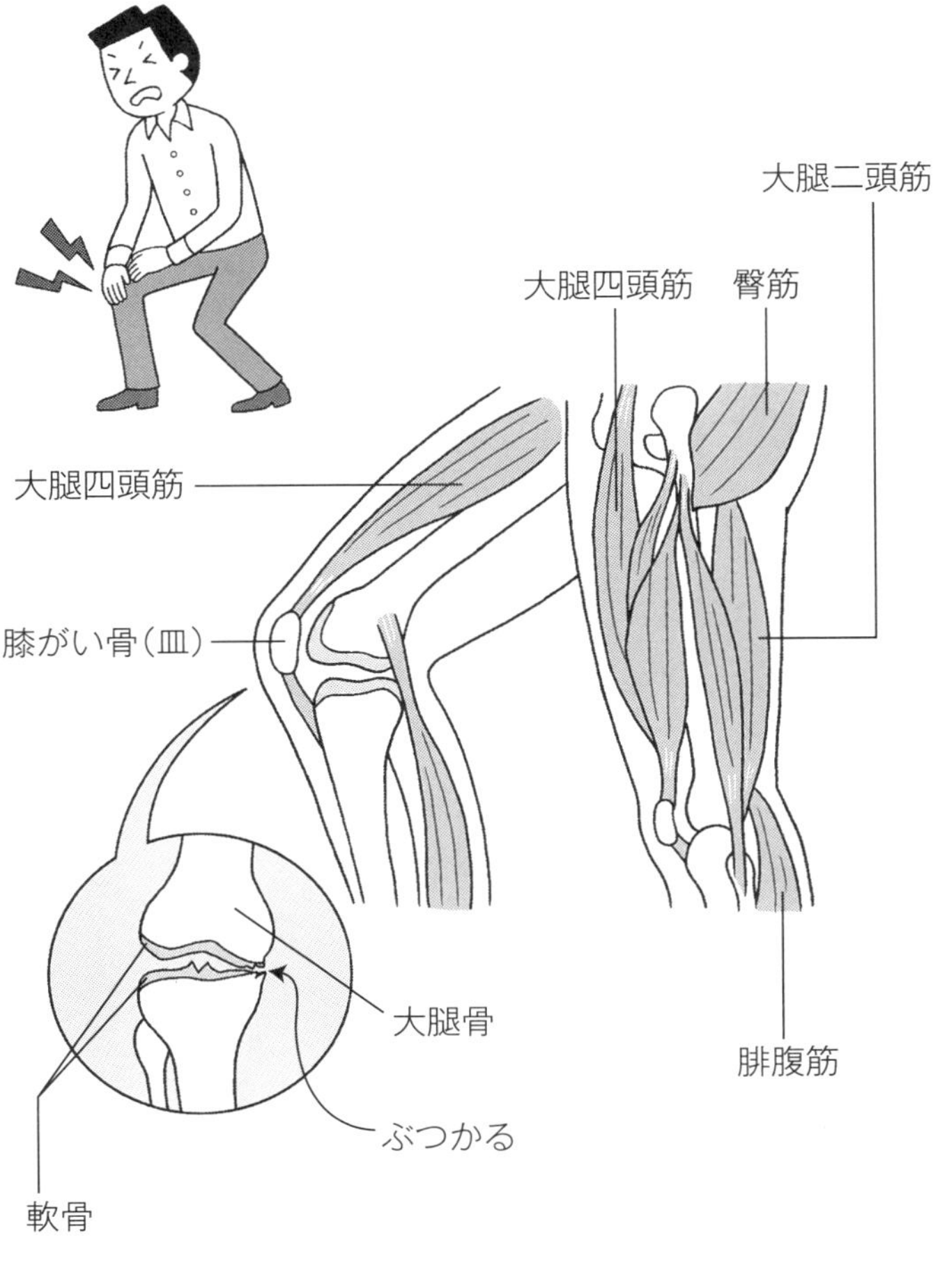

ここがコリによって重力に逆らう「チカラ」をつくれなくなると、太ももの筋肉（大腿四頭筋）が頑張らないと、歩く・走るなどの行動ができなくなるために頑張り続け、やがて凝って硬くなってきます。

太ももの筋肉は膝関節をまたいでいるため、この筋肉が硬くなると膝関節が圧迫され軟骨がぶつかり合って炎症が起き、関節の中に水がたまりはじめます。

「ひざにたまった水を病院で抜いてもらう」という話をよく耳にします。何度水を抜いても、またたまるので、水抜きがくせになるともいわれています。

「水がたまる」という症状は一見、炎症によって起きる困ったことのように思いますが、実は**骨がぶつかって削れてしまうことを防ぐために、必然的に起きる生理的な現象**なのです。

すり減った軟骨の代わりに、体液を潤滑油にしようというわけです。

そう考えれば、整形外科で水を抜くという治療は、圧迫感をとりのぞくための対症療法でしかないことがおわかりでしょう。根本的な部分を治さなくては、水はたまっていくだけなのです。

注射器で水を抜き、痛み止めの処方という対症療法で処理をし続けると膝関節の中の半月板というクッションがぶつかりあって壊れてしまいます。

内視鏡手術という方法で壊れた半月板の除去も有効ですが、ここまでくると事態は深刻です。

さらに同時進行で、硬直した筋肉の付着部の骨に変形が起きてきます。「**変形性膝関節症**」という病気です。痛みによる歩行困難からやがて自足歩行ができなくなります。こうなると人工関節を入れる膝関節置換手術をするしかありません。

原因には、不慮の事故やスポーツ障害を除けば、階段で滑ってお尻を打ったり、自転車での転倒、過度に重い荷物を持つなどの日常生活から起きてきます。

先ほども述べたように、運動の過不足も原因になります。

悪くなったところを切ったり張ったりするのですから、一時的には機能が回復したように見えても、根本的に治癒できたとは限りません。

トリガーポイントである股関節の靭帯や、臀筋と太もものコリをそのままにしておけば、深刻な事態に陥ってしまうのです。

「コリ」＝「痛み」はカラダの危険信号

ところが、この本当は怖い「コリ」を軽視し、カラダが発している「痛み」を我慢し続けている人が後を絶ちません。

「肩が凝った」「首が痛い」「腰が重い」という症状に苦しんでいても、「トシだから仕方がない」「単なる疲れからくるものだ」と考えて安易に放置していませんか？

ここで「コリ」「痛み」、そして「電気信号（生体電気）」の関係を整理しておきましょう。

ガマンして時間がたつほど感覚は鈍くなる

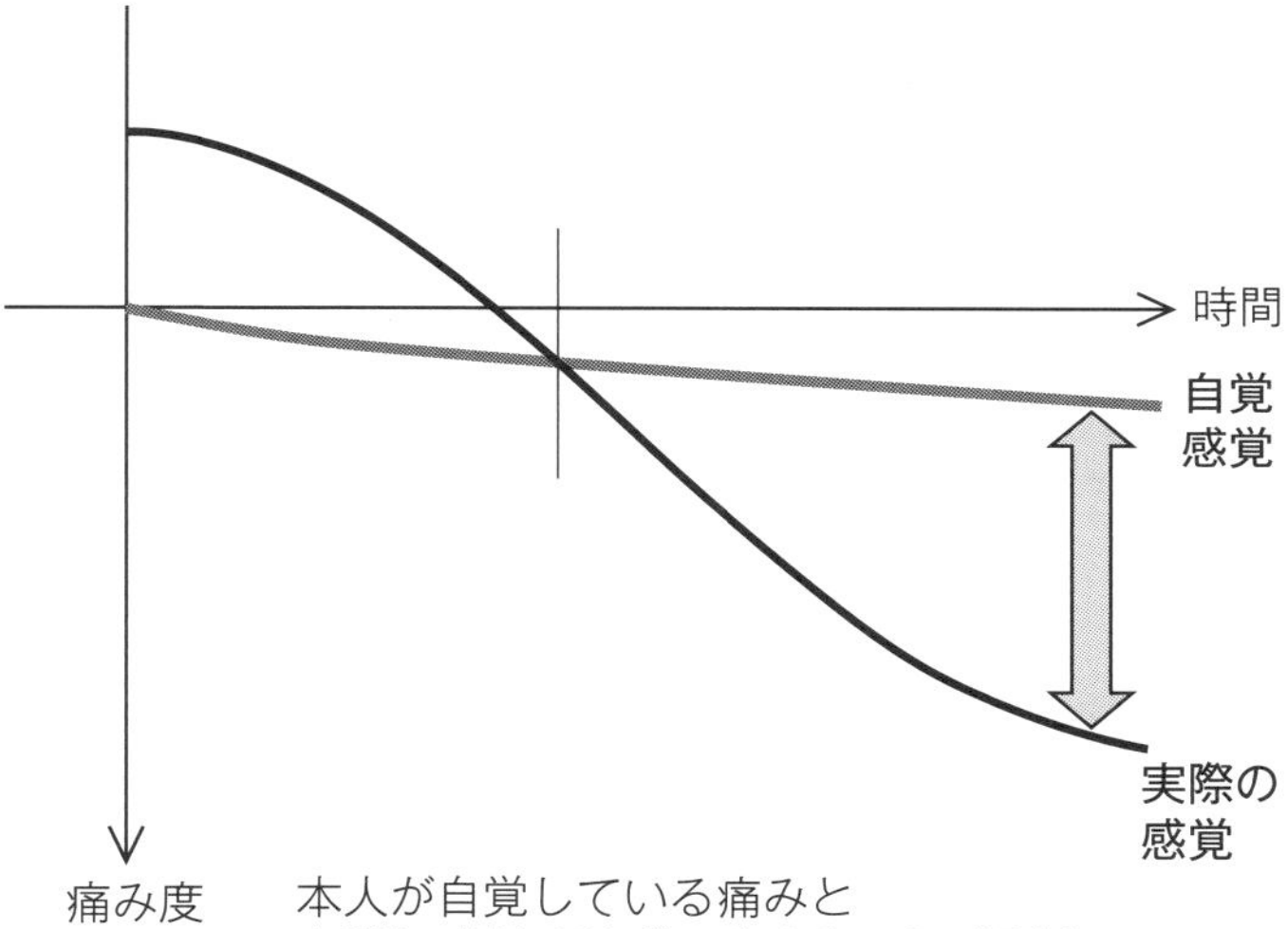

本人が自覚している痛みと
実際に感じるはずの痛み（コリの深さ）
は、時間がたつほどギャップができる

「痛み」の感じ方スケール

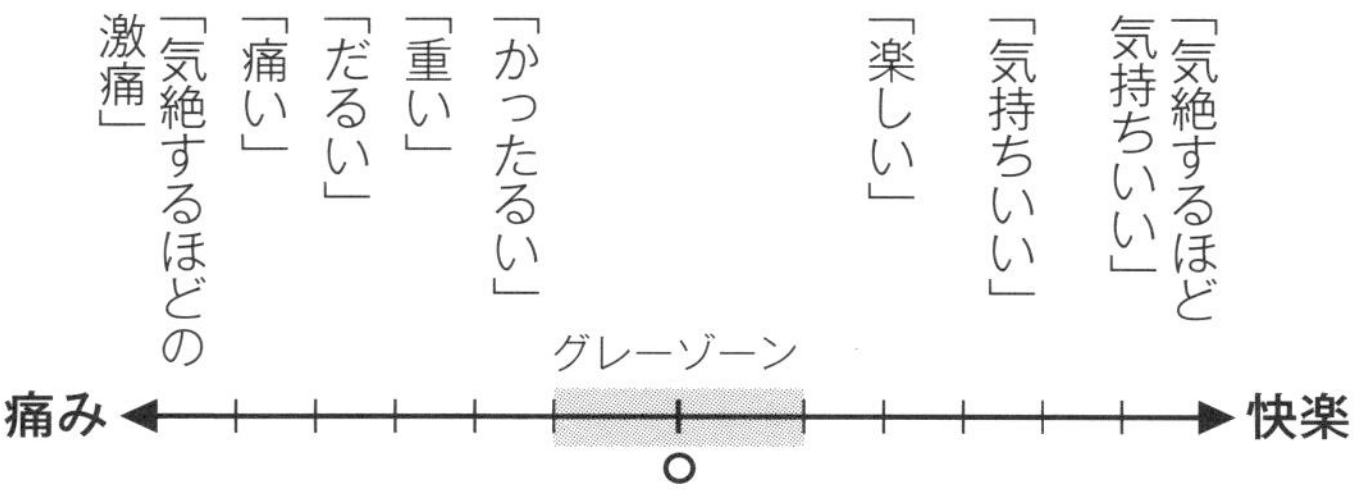

運動の過不足や不慮の事故などによって筋肉がコリをつくり出す

↓

凝った筋肉は痛みを伝える物質をつくり出す

↓

痛み物質は神経を興奮させて「電気」になり、脳に痛みを感じさせる

という流れです。

そして、この電気の量によって、感じ方が「重い」「だるい」「痛い」と変わってくるのです。

いわゆる「コリ」というのは、こうした広い意味での「痛み」の総称といえるでしょう。

ですから、**かったるい、重い、だるいという症状を甘く見てはいけません。**どれも、「痛み」の一つと考えるべきなのです。

一方で、筋肉のコリと痛みの処理のノウハウがある病院の科はありません。

ここでちょっと考えてみてください。数ある人間の器官のなかで、全身に分布しており、体重の30～40％もの重さをもっているものは何だかご存じですか。

それは筋肉です。筋肉がなければ、私たちはカラダを動かすことはできません。口からお尻の穴までも筋肉でできています。痙攣《けいれん》すれば食べ物の消化吸収も呼吸もできません。もちろん、心臓も筋肉で動いています。

それほど大事な筋肉なのに、病院に筋肉科（もしくは運動器科）が存在しないのは不思議でなりません。

では、誰が筋肉の疾患や症状を診《み》ているのかというと、それが整形外科なのです。

しかし、整形外科の医師はあくまでも外科医ですから、筋肉や靭帯、骨格の病理学的知識や処置方法は理解していても、筋肉のコリと痛みの処理となると、ほとんどノウハウがありません。

極端な話になると、本人が「痛い」といっているのに、レントゲン写真やＭＲＩを見て「痛いはずがない」「問題ない」という医師さえいます。

痛みをとる技術がないからしょうがないのです。


運動器科がない、整形外科での痛みの処理のノウハウがないのはなぜか？

この理由は、〝痛みの視覚化ができないから〟の一言なのです。

「痛み」が病気や症状の原因になっていることに気づいていなかったからです。


誤解しないでほしいのですが、「コリで病院に行ってもムダだ」といっているのではありません。現代医学では「検査」の技術が優れていますし、専門医の診断を仰ぐことは大切だと私は考えています。

ただ、診断が得られても、その治療法で治るのかどうかは別問題です。


私の治療所には長年、病院に通っているにもかかわらず、なかなか痛みの症状がよくならない人が多く来られます。

問題は、33ページの上の図のように痛みは長年我慢し続けるほど、時間が経つほど感覚が鈍くなり、本人が自覚している痛みと実際に感じるはずの痛みには大きなギャップがあることです。

長年の痛みの症状に悩まされている人は、現在自覚している「痛さ」以上に実際の「痛み」は大きいと思って間違いありません。

そのコリ（＝痛み）が最大限に達すると、先に述べた電気信号のオーバーフローによって症状が表れたり、病気になってしまうわけです。

鍼でコリや痛みが解消する原理

私は長年、鍼を使って、痛み（＝コリ）の治療をしてきました。

鍼というと、「痛そうだから、なるべくならやりたくない」と思っていませんか？

実際に、患者さんたちに話を聞くと、

「病院をハシゴしてもダメ、ストレッチや整体、カイロ、マッサージといろんな治療を試したけれど、なかなかよくならない」

というときに、最後の砦《とりで》として鍼を選んで来院されることが多いようです。

痛みやしびれがどうしようもなくなったら「いよいよ鍼か」などともいわれます。

鍼治療は、ご存じのように東洋医学の一つで、鍼を刺して、気血《きけつ》の流れをよくすることで、自然治癒力を高めて不調や体質の改善をするというものです。

２０１０年には鍼灸はユネスコ（国際連合教育科学文化機関）の無形文化遺産にも指定され、西洋医学に頼らない治療法として、ますます世界的に脚光を浴びるようになりました。

ところが、です。そもそも、なぜ鍼によってコリや痛みが解消できるのか、鍼治療の原理を科学的根拠（エビデンス）に基づいて説明できる鍼師は少ないようです。

◎コリ（痛み）解消のメカニズム

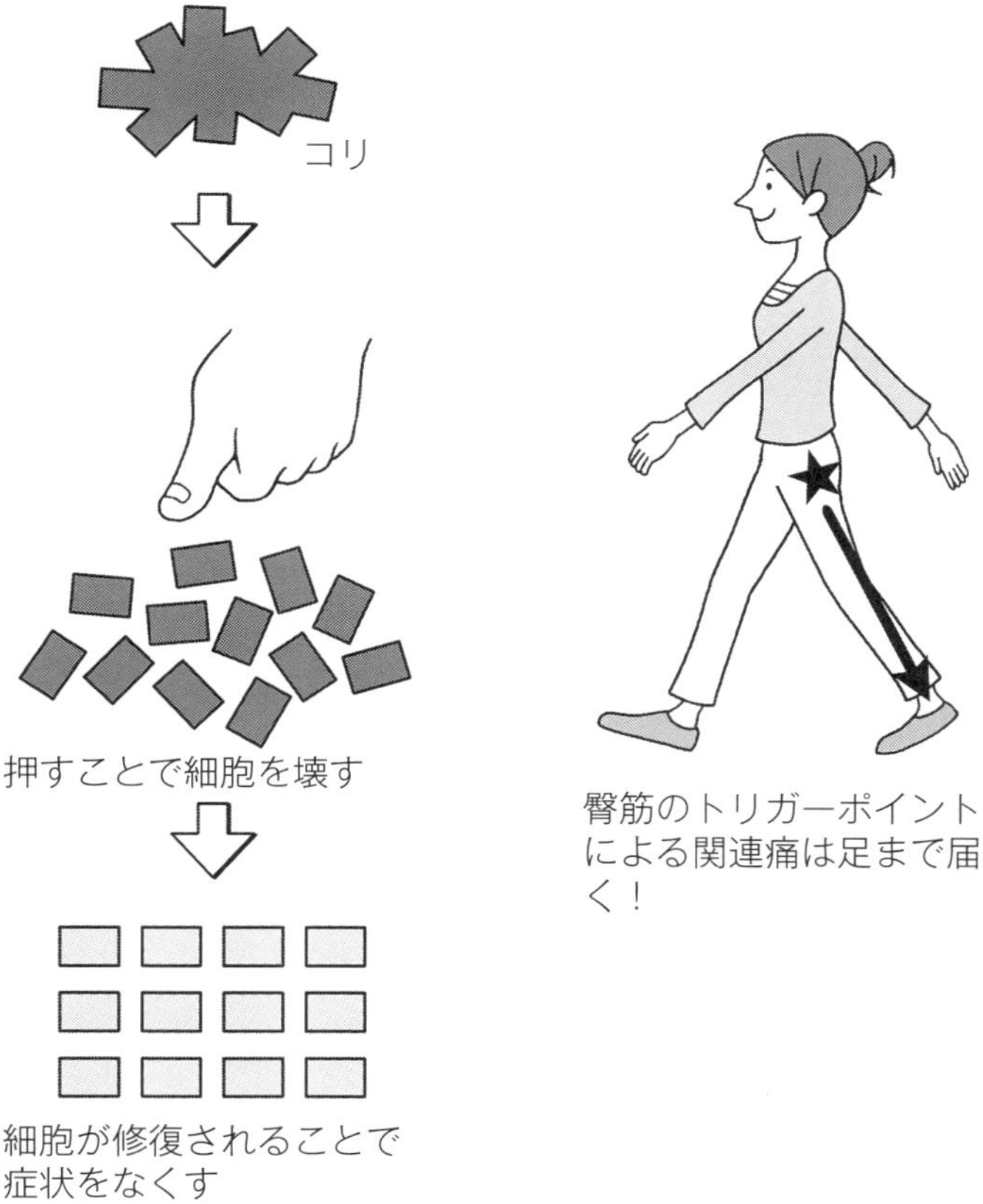
コリ
押すことで細胞を壊す
細胞が修復されることで症状をなくす
臀筋のトリガーポイントによる関連痛は足まで届く！

もし、私が難しい専門用語を使わずにひと言で説明するのであれば、それは**鍼を打つことによって、古くて具合が悪くなった細胞を壊し、新しい細胞に置きかえる**こととなります。

古い細胞を壊すと、人間のカラダは新しいものをつくり直そうという働き（生体反応）が起きます。あえて悪い細胞（凝った筋肉の細胞）を壊すことによって、**細胞の修復・再生が促される**のです（前ページ図参照）。

たとえば、「骨折より捻挫のほうが治りにくい」といわれます。骨は元通りにくっつけばいいですが、いったん伸びた靭帯や筋肉は完全には元に戻りません。

なぜ治りにくいのかというと、細胞が壊れていないからです。

中途半端に伸びてしまっているけれども壊れていないから、なんとかやりくりができてしまいます。カラダのシステムは「伸びちゃったけれども壊れていないからいいか」と判断して、そのままになってしまうのです。

実際に、捻挫をした関節や筋肉の働きを、ほかの筋肉でカバーできるので、当面は問題がありません。しかし、その状態が長期間続くことで、カラダのあらゆる場所にかばうための疲労が生じていくのです。

一方、細胞自体が壊されてしまうと、そのままでは放っておけないと判断します。「壊れた細胞は修復しなくちゃならない」と、遺伝子をコピーして細胞をつくり直していくのです。

もちろん、外傷などで細胞が壊れたときにも、こうした機能が実行に移されます。それに対して、故意に〝外傷〟を加えることで、細胞の修復を促していくのが鍼の効用なのです。

こうした考え方は、同じ東洋医学の治療法である灸《きゅう》、あん摩、指圧に通じる原理といえます。

詳しくは、47ページのコラムにまとめました。

体内に外傷を与えるのが鍼ならば、火傷《やけど》という形で悪い細胞を壊すのが灸であり、強くもんで筋肉を覆っている筋膜や筋細胞に傷をつけて修復を促すのがあん摩であり、指で強く押して壊すのが本来の指圧です。

東洋医学研究が盛んなアメリカでも鍼治療は人気で、西洋医学的にも自律神経や内分泌系、免疫系に作用し、さまざまな症状を改善する効果があるとされています。

ただ、「鍼は効く」と鍼治療の効果は実証されていても、何が、どのように作用して症状や病気が改善するのか、そのメカニズムについての科学的検証は十分になされていないのが現状です。それを私は科学的に解明する研究に取り組んでいます。

「えっ、ツボに鍼を打つんじゃないの？」

鍼というと、経絡やツボがつきものです。私が鍼治療しているというと、「病気や不定愁訴に効くツボを探して、そこに鍼を打つんだろう」と思う方が多いことでしょう。

一般の人だけではありません。東洋医学の専門家でも、そうした固定観念にとらわれています。

もちろん、ツボを刺激することで病状や症状がよくなることも少なからずあります。しかし、それには限界があるのです。ツボに鍼を打って効果のある症状や病気もありますが、世の中が期待するほど効果が上がっているわけではありません。

事実、先に述べたように、鍼灸がユネスコの無形文化遺産に指定されて以来、世界的に脚光を浴びるようになりましたが、その後の研究では思うように検証が進んでいません。

それも当然のことで、驚かれるかもしれませんが、ツボというのは、ただの電気の通り道だからです。

「では、ツボではなくて、どこに鍼を打っているのか？」

それが、今まで述べてきたトリガーポイントなのです。

では、トリガーポイントに鍼を打つと、何が起きるのでしょうか。

トリガーポイントは、凝ったりゆるんだりして痛みを発している筋肉や腱、靭帯がある場所であり、そこに鍼を打つことで細胞が壊されます。

そして、新しく細胞ができることで、コリがなくなります。新しく置きかえられた細胞や組織は痛いという信号を出さなくなり、結果的に症状や病状が回復していくのです。

これは、大きな災害が起きた直後の状況を例に考えるとよいかもしれません。

被災地とは鍼によって破壊した筋肉や靭帯の細胞たちです。破壊された細胞は修復を命令します。物資を運ぼうとしても、道路を整備しないことには不可能です。そこで筋肉や血管にゆるんで物資を運びやすくしなさいという指令が出ます。これが道路の整備です。

まず、人や機械を道路に送って、がれきをどけて車が通れるようにします。そうすることで、はじめて物資を被災地に運び込むことができ、救援や復興活動ができるわけです。

ここでいう物資とは、細胞を再生させる物質と酸素や栄養分のこと。がれきとは凝った細胞であり、萎縮しているために血流が悪くなり、そのままでは酸素や栄養分が行き渡っていない筋や腱、靭帯です。そして、最初に運ぶ人や機械というのが、免疫細胞や血小板《けっしょうばん》などの修復部隊というわけです。

本当にツボではない箇所に鍼を打って効果があるのかと、疑問に思う方もいるでしょう。

それは、度重なる事故で満身創痍《まんしんそうい》の私自身に鍼を打って効果を実証したことに加え、それを元に患者さんの同意を得たうえで、数多くの方を対象に治療をしてきた実績から、この理論と方法論で間違いないと確信しています。

しかし、実証はしたものの、それを科学的に検証してこなかったのが、従来の東洋医学の限界だとも私は考えています。

一般に鍼というと「鍼をツボに打つことによって症状を抑える」と思われがちですが、そうではなく、実は**「鍼で細胞を壊すことによって、細胞や組織を修復・再生し、痛みの電気信号をなくす」**ということなのです。

20年ほど前に、私が、「鍼によって細胞を壊し再生させることで、カラダ全体のシステムを変えて健康を守る働きを強くする」と説明すると、友人である東大医学部の博士たちも、「自分たちも難病の細胞に対して、まさにそれをやっている」と同意してくれました。ただ、私が壊す方法は鍼であり、彼らは生化学的な方法を用いている点が違いました。

とはいえ、理論的には、破壊することで新しいものをつくる際に起きてくる生理作用を利用するという発想に変わりはありません。

おそらく、あと数年以内に私たちのやっていることが広く検証され、病気の予防や治療の考え方は大きく変わっていくことでしょう。

コラム 鍼・灸・あん摩・指圧とマッサージの違い

鍼・灸・あん摩・指圧

この4つの手法の共通項は、カラダを傷つけることにあります。使う道具と手技《しゅぎ》の違いはあるものの、筋膜や筋肉などの細胞を破壊し、再生させる際に起きてくる生理作用を利用して病気や症状を改善させたり、体質を変えたりする能力をもつ施術方法です。

鍼・指圧は鍼や手指の圧力を使って体内に傷をつけることによって、凝った筋肉を元の状態に戻し、異常な生体電気をなくす作用に長《た》けています。

灸は繰り返し火傷を起こさせることで、治そうとする際の免疫力アップに最適です。

あん摩は、筋膜をはじくことで傷を作り、免疫力をアップさせる方法と、筋膜内のコリをとる両方の作用をもちます。

マッサージ

皮膚に圧力を加えて体液（血液やリンパ液）の循環をうながす方法です。

確かに、マッサージをして体液循環をよくすれば、細胞の働きが活発になるというメリットがあるので、一時的に気持ちよくなり、症状がラクになります。しかし、数日から1週間もすると、またコリや痛みを訴えることになります。

結論からいうと、マッサージでコリをとるのは可能ですが、それはあくまでも軽症の場合です。

なぜなら、体液の循環を改善して（カンタンにいえば、血流をよくして）コリを解消するというのは、運動による効果と同じものだからです。

静脈血管と呼ばれる血管は、運動により心臓に戻れるような弁がついていて、一度心臓のほうへ動いた血液は逆流できない仕組みになっています。

運動して筋肉が伸び縮みすることによって、静脈血管が押しつぶされると、血液は心臓へ、心臓へと押し戻されるので、血行不良が改善されるのです。

トリガーポイントにピンポイントで届く鍼治療の原理

強く押したりもんだりしても、深層筋まで届かないうえ、まわりの細胞を傷つけてしまう（もみ返し）危険がある

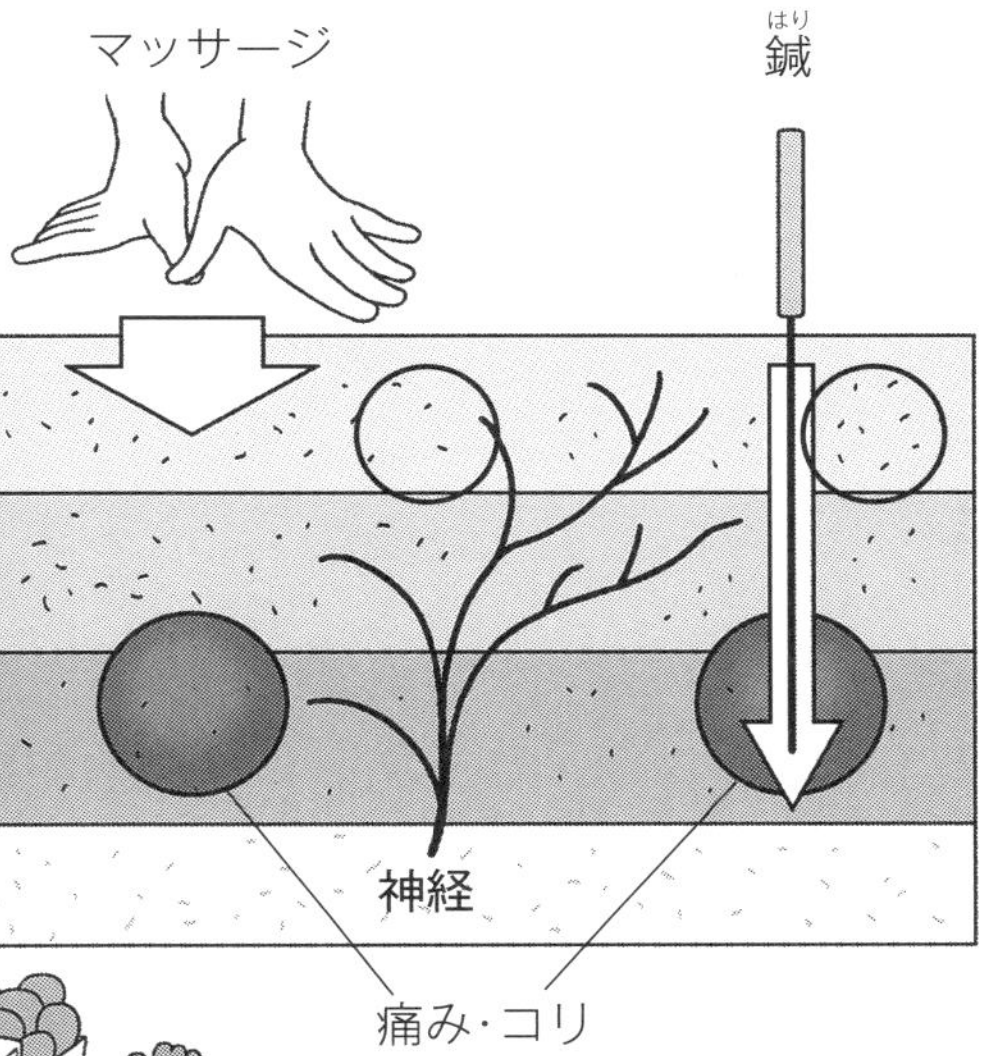

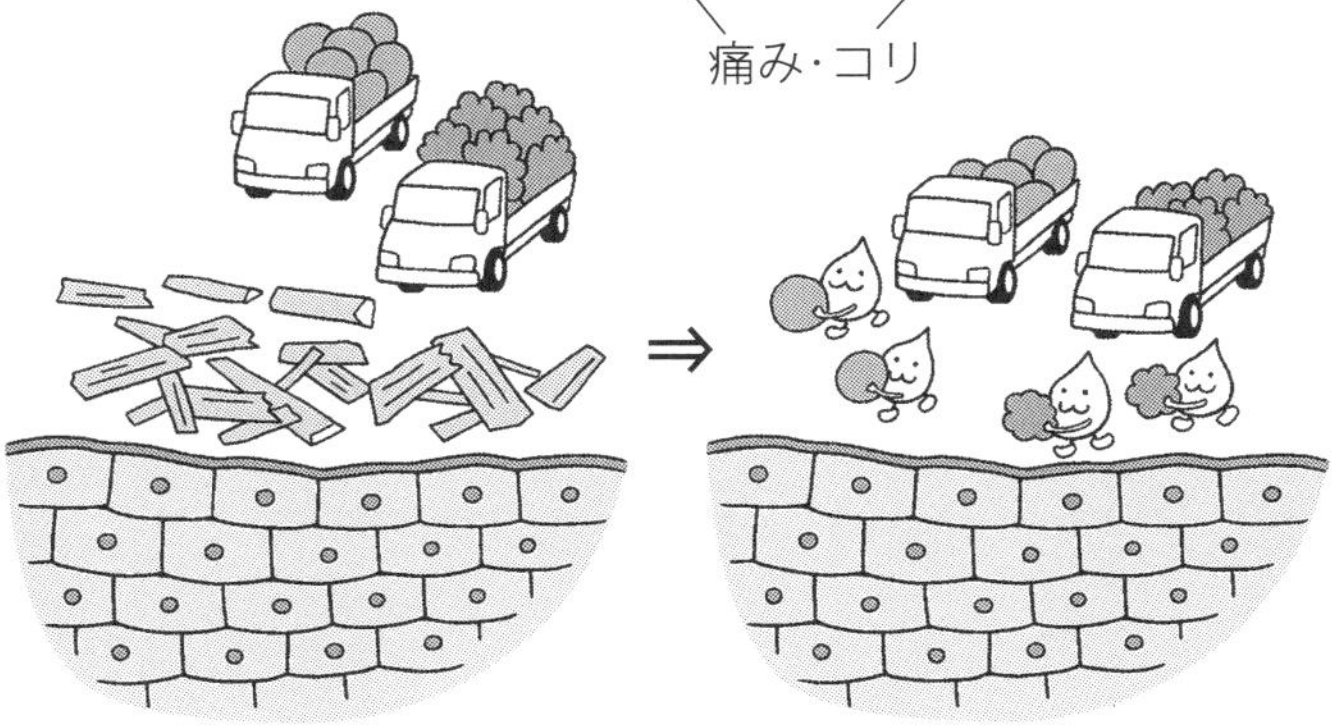

凝った細胞を壊すことによって、筋肉がゆるみ、
細胞を再生する必要な物質が運ばれて再生される

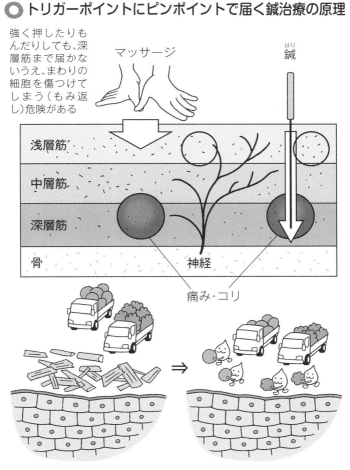

ですから、**マッサージは運動によって体液循環をうながすことを、他人にしてもらうもの**と考えればよいでしょう。

ということは、体を動かすことで回復する程度の軽症ならば、マッサージでも効果があるということです。

コリを軽症、中症、重症に分けると、その違いというのは、凝った筋肉や、コリをつくる原因である捻挫や靭帯の損傷がどれだけあるかに関係しています。

筋肉は、カラダの表面にあるか内部にあるかによって、大きく浅層筋、中層筋、深層筋の3種類に分けることができますが、軽症のコリというのは浅層筋に限られています。

マッサージでコリを解消できるのは浅層筋か、中層筋の一部が精一杯で、深層筋には影響を与えません。

手で皮膚を強く押しても、力は表面で吸収されてピンポイントで奥まで力が届かないのです。

したがって、**中層筋、深層筋にまで達した中症、重症のコリは、マッサージ**（リフレクソロジーや整体マッサージなども含む）**では解決できない**のです。

では、それ以上に力を入れればよいかというと、それでは状態のいい筋肉まで強く圧迫しすぎてしまうことになります。

凝って萎縮した筋肉を適切なチカラでもめば、通常の状態に戻すことはできるのですが、もみすぎて筋肉や筋膜に傷をつけると、あとで動けないほど痛みが出てしまいます。

これが、いわゆる「**もみ返し**」の原因なのです。

第2章

1日5分！鍼効果を実感できる「自重押しプログラム」

どこを、どうやって押せばいいか、
どう効くか、あなたの場合

鍼を使わずに、鍼の効果を手軽に得られる方法を探して

いよいよこの章では、痛みやしびれの大もとの原因（トリガーポイント）である瞥筋のコリを自分一人で改善でき、「細胞を壊して再生させる」という鍼の効果を、いつでも、どこでも得ることができる方法を紹介しましょう。

鍼と似たようなやり方というと、まず思いつくのは、ボールペンの先のようなとがったもの（もちろん、キャップはしたまま）を凝った部分に押し込むという方法が考えられます。また、市販のツボ押しグッズを使うという手もあります。

こうした道具を使ってもいいのですが、肩甲骨《けんこうこつ》の間のように、自分で手の届かない個所を押すことができません。手が届いたとしても力が入りにくいでしょう。

詳しくは次項で紹介しますが、自分の体重（自重）を利用して押せば、力を入れに

くい場所でも大丈夫。「押し続けたために指や腕が痛くなった」ということもありません。

自分の手の届かないところでも、そして他人にやってもらわなくても、安全かつラクにトリガーポイントを刺激できます。

軽症か中症程度の腰痛や肩こりならば、1回やっただけでもかなりの効果が感じられます。1週間、1カ月と続けていけば、目に見えて効果を実感できるでしょう。

もちろん、重い腰痛や肩こり、椎間板ヘルニア、リウマチなど、重症の人はこの方法だけで治るとはいえません。まずは専門医や鍼灸師などの治療家に相談することをオススメします。

とはいえ、慢性的なひざ痛のために通院中の人、鍼灸治療など定期的に専門の治療を受けている人ならば、やってみることをオススメします。症状を軽くしたり、水を抜く頻度を減らすことは可能です。

自重を使って押すのでラク

鍼や指圧の原理で、鍼や手指を使わずに、圧力を使ってトリガーポイントをラクに押すにはどうするか――そこで思いついたのが、「ボールの上に座ったり寝たりして、トリガーポイントを押す」という方法でした。

先にも述べたように、指や道具で押すと時間が長くなるにつれて指や手が疲れてしまいますが、その点、この方法は自分の体重を使ってラクに押せるというのが大きなメリットです。

凝って硬くなった筋肉の細胞を自重で押して、細胞を破壊するのです。壊された細胞が新しく生まれ変わると同時に、再生しようとする力を治療に活用するわけです。

◎自重押しバッグのつくり方

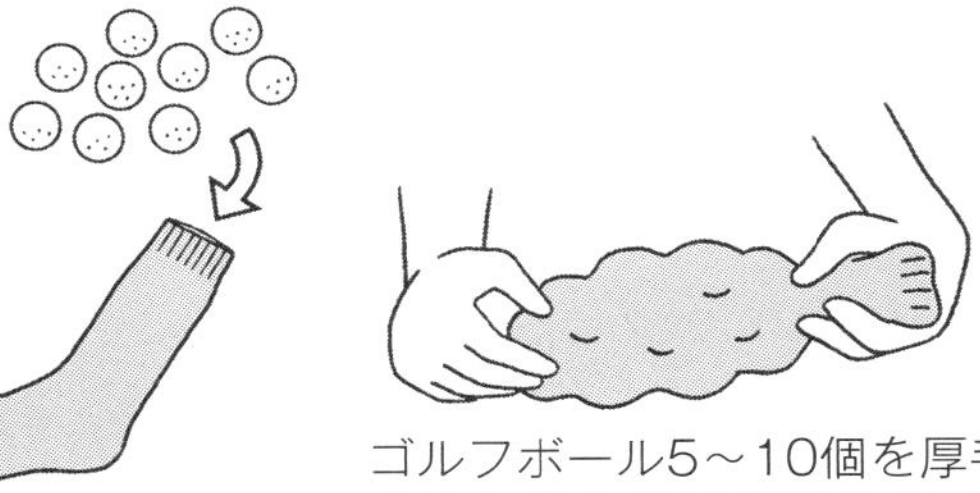

ゴルフボール5～10個を厚手のくつしたなどの袋に入れ、きつくしばる

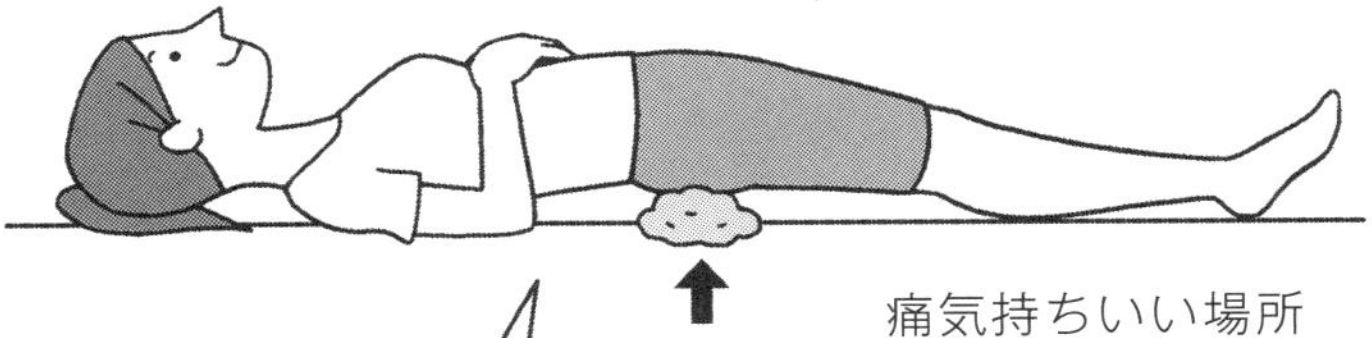

痛気持ちいい場所（トリガーポイント）の下に敷いて寝るだけ！

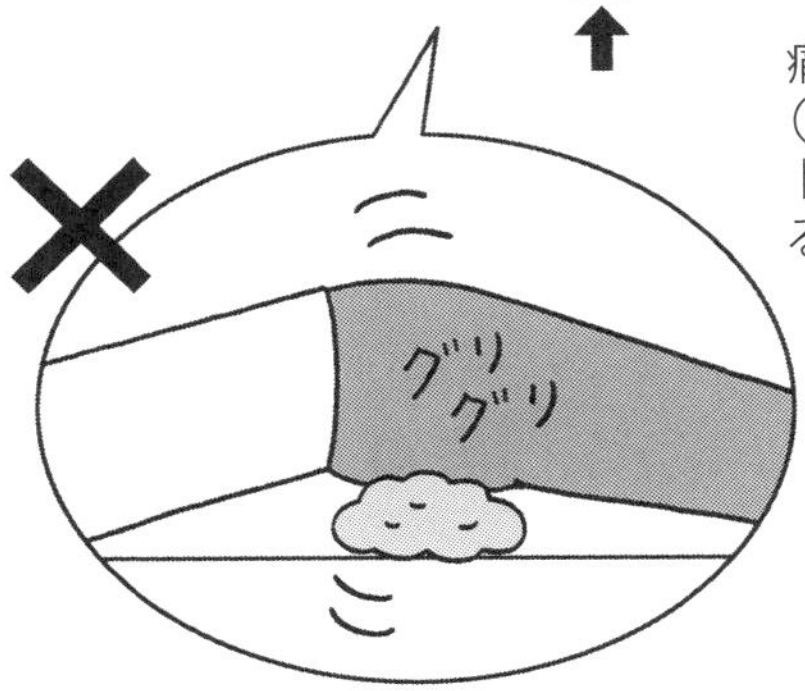

他の細胞を傷めるため
グリグリ動かすのはNG

いろんなボールを使って、効果を試しました。
野球ボールは、硬くて大きすぎる。
テニスゴールは、やわらかく大きすぎる。
ゴルフボールは、硬くて小さすぎる。

「ボールを1個ではなく、いくつかまとめてはどうか?」と思って考えついたのが、複数のゴルフボールを厚手の布でしばるという方法です。

小さなゴルフボールをいくつかまとめることによって、当たるポイント(点)が増え、トリガーポイントをピンポイントで押すことができますし、トリガーポイント周辺の縮んだ組織を同時にほぐせます。1カ所に接する力は分散されますから、安全で効果が高い方法といってよいでしょう。

前ページの図のように、厚手の靴下に複数のゴルフボール(5~12個)を入れて、きつくしばります。

個数は、体格やお尻の大きさに合わせて調整してください。

この方法をいろいろな人に試してもらいましたが（体験談は章末に紹介しました）、10個から始めて、具合をみながら減らすのがオススメです。お尻からはみ出したり、当たると痛気持《いた》ちいいポイントにどこかしら当たってくれない場合は個数が多すぎるので、1個ずつ減らしていきます。

ゴルフボールは新品ではなくて、ロストボールで十分です。スポーツショップやディスカウントストアに行けば、驚くほど安い値段で手に入れることができます。靴下も新品である必要はありません。できれば、厚めの靴下がいいでしょう。

「自重押しプログラム」は、1日のいつやっても構いませんが、風呂上がりや寝る前には、とくにオススメです。全身がリラックスして、質のよい睡眠がとれるようになります。

自重押しプログラムを始める前に

まずは、腰痛やひざの痛みなど、下半身の症状に効果的な「自重押しプログラム」です。

ゴルフボールの入った「自重押しバッグ」を臀筋や大腿四頭筋などの腰周りの筋肉に当てて、姿勢を少しずつ変えてみて、痛い場所を探します。

押したとたんに痛いと感じる場所があれば、腰痛は始まっていると考えてください。そこがトリガーポイントですから、そこを重点的に押してください。

押したとたんに「痛い、でも気持ちいい！」と感じる個所がトリガーポイント。**押しているうちに徐々に痛くなるのはトリガーポイントではありません**から、その場合は痛くなったらすぐにやめてください。

1回5分。1日に1回でも効果がありますが、痛みやコリが強い人は4～5回ほどやると効果が上がります。毎日続けることで、どんどん細胞が新しくなって状態がよくなっていきます。

基本的に1カ所ごとに50～60秒ほど押しますが、**痛くて耐えられないときは、無理をしないで途中でやめてください**。

逆に、凝っている部分が何カ所もあるときは、1カ所を押したのちに、場所をずらして、また押してみてください。

注意

・柔らかいベッドやふとんの上ではなく、硬い面（床、イスの座面、背もたれ、壁など）で行ってください。クッションでカラダが沈み込んでしまうと、効果が望めないだけでなく、正常な部分を傷つけて痛みを誘発することがあります。

・痛い場所（トリガーポイント）が見つかったら、そのまま体重をかけて押し込みます。このとき、カラダをゴリゴリと動かさないでください。正常な部分を傷つけてしまう恐れがあります。

・気持ちがいいからといって、そのまま寝てはいけません。血流が長時間とまって鬱血《うっけつ》してしまうと、極端な場合、床ずれに近い状態になる恐れがあります。

・肝臓や腎臓など、内臓の不調で腰痛があるケースもあります。長期間にわたって重い腰痛が続く人は、必ず専門医の診断を受けてください。血液検査をすれば状態がわかります。

腰・ひざ・脚に効く「下半身コース」

① 座って右のお尻を50〜60秒、左のお尻を50〜60秒

イスに座ったまま、お尻とイスの座面の間にゴルフボールを置きます。最初は右のお尻（臀筋）。痛いところが見つかったら、体重をかけてそのまま1分間押します。次に左のお尻でも同じようにしてください。

② 横向きに寝て、股関節の右側を50〜60秒、左側を50〜60秒

床の上に横向きに寝て、脚の付け根（臀筋や大腿四頭筋の横）付近にゴルフボールを当てます。痛いところが見つかったら、体重をかけてそのまま1分間押します。次に反対側でも同様にします。

◎ (腰)(ひざ)(脚)に効く 下半身コース

①

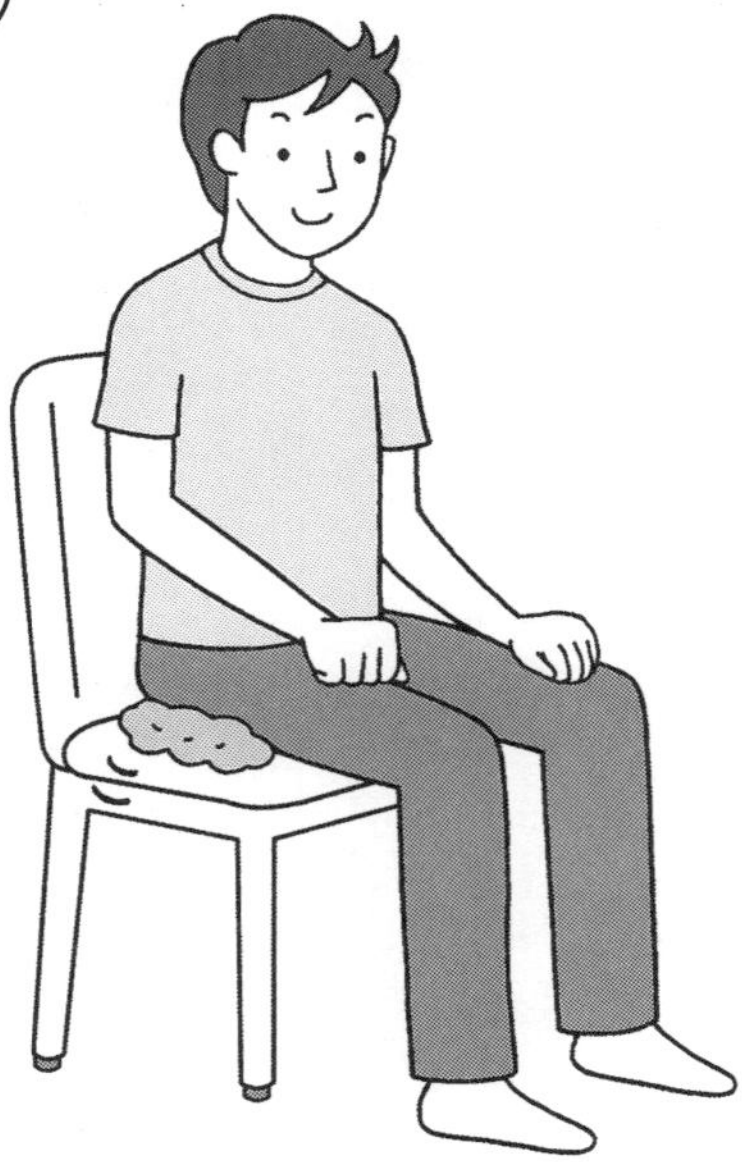

座って右のお尻を50～60秒
左のお尻を50～60秒

②

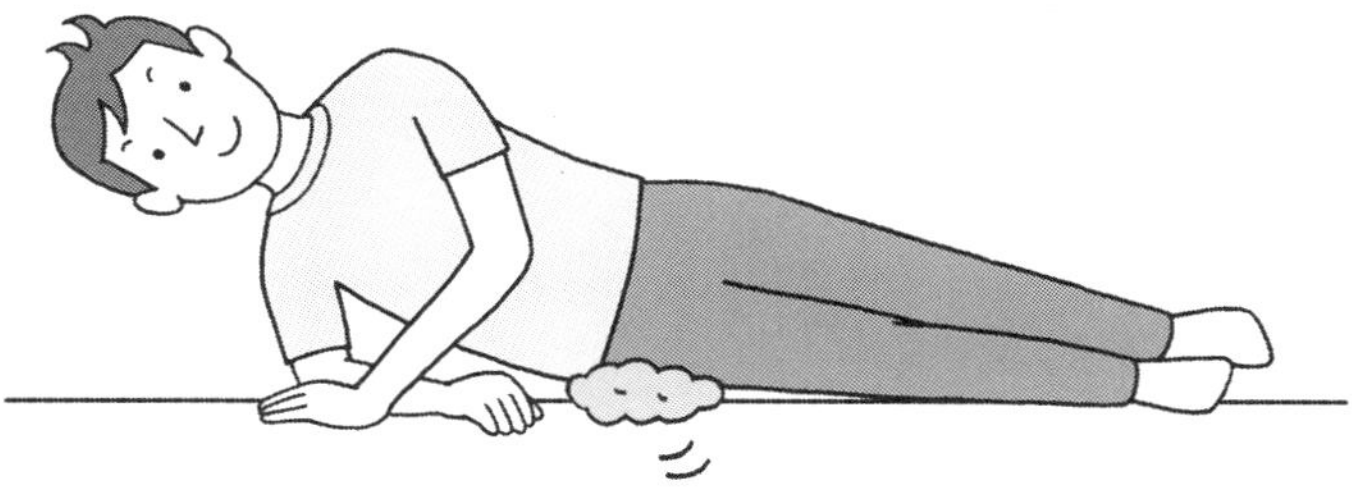

横向きに寝て股関節の右側を50～60秒
左側を50～60秒

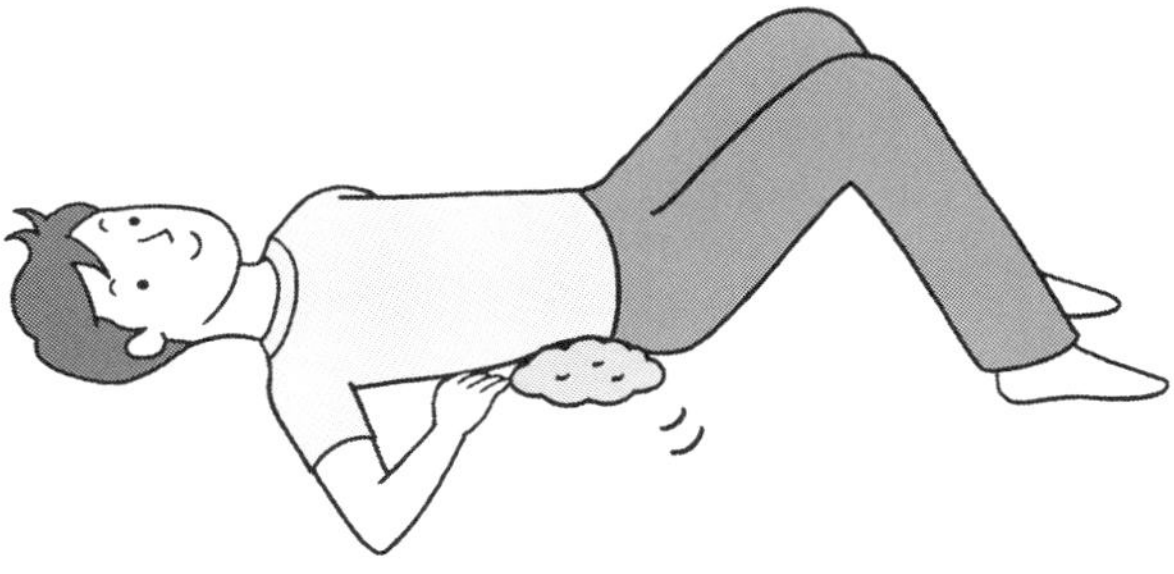

あお向けに寝て右の腰を50～60秒
左の腰を50～60秒

※骨ではなく筋肉(起立筋群)に当てること

③あおむけに寝て、右の腰を50～60秒、左の腰を50～60秒

床の上にあおむけに寝て、腰椎の周囲の筋肉（起立筋群）に自重押しバッグを当てます。まず、右側で痛いところを見つけて50～60秒押します。次に、左側でも同様にします。

このとき、**ひざを立てるのがコツ**。人間の背骨には自然のわん曲がありますから、まっすぐに寝ると腰の部分に空間ができてしまい、押す効果がありません。ひざを立てると、その空間がなくなって、自重押しバッグで押す効果が高まります。

以上、試してみて効果を実感したら、ほかにもトリガーポイントがないか調べてみましょう。

もも、ひざまわり、ふくらはぎ、足首の関節の周囲など、コリ・痛みを感じるポイントを探します。

痛みのポイントが見つかったら、そこを30秒～1分間押し込んでください。

首・肩に効く「上半身コース」

腰痛やひざの痛みだけでなく、肩こりや首痛を抱えている人もいるでしょう。

後述するように、肩こりや首痛など上半身の痛みの原因は、多くの場合、**肩甲骨や肩関節付近の筋肉のコリ**にあります。下半身の痛みは臀筋、上半身の痛みは肩甲骨まわりの筋肉のコリがトリガーポイントなのです。

そこをほぐさないと、いくら首や肩だけをもんでも、コリや痛みはとれないことを頭に入れておいてください。

基本的なやり方は、下半身コースと同じです。

自重押しバッグを当てるところが、首まわりの斜角筋や胸鎖《きょうさ》二《に》突筋《とうきん》、肩甲骨まわりの筋肉になるだけです。押し込むポイントが決まったら、ゴリゴリ動かさないようにしてください。

ただし、**肩こりに悩まされている人も、大もとの原因は下半身の臀筋や大腿四頭筋にある場合もあります。**

下半身のアンバランスが、上半身に影響を与えているケースです。この場合、上半身コースだけではなく、下半身コースと合わせて行うことで効果が上がります。

① ほおづえをついて、首の右側を50〜60秒、左側を50〜60秒

イスに座り、自重押しバッグを手に持ってほおづえをつきます。

胸郭出口症候群は、首横の筋肉である斜角筋や胸鎖二突筋がこっています。ここを押して痛い部分を探したら、そこを1分ほど押し込みます。

手のひらを皿のようにして、そのうえに自重押しバッグを置くだけ。しっかり握ると腕に力が入って疲れてしまいます。自重（この場合は頭の重さ）を利用するのがコツです。

やや前かがみになると、体重がうまくかかります。

②肩甲骨の間に当て、右側50～60秒、左側50～60秒

イスに座り、背面に自重押しバッグを置き、肩甲骨の間の筋肉に当てます。背骨の右側を1分押し、次に左側を1分押します。

壁にもたれかかったり床に寝たりしながら押すのもいいでしょう。硬い壁や床のほうが、押す効果が上がります。

③肩の筋肉に当て、右腕を50～60秒、左腕を50～60秒

イスに斜めに座り、肩の横に自重押しバッグを置いて、肩の筋肉に当てます。②と同じく、壁にもたれかかりながら押しても構いません。

◯ 首 肩 に効く 上半身コース

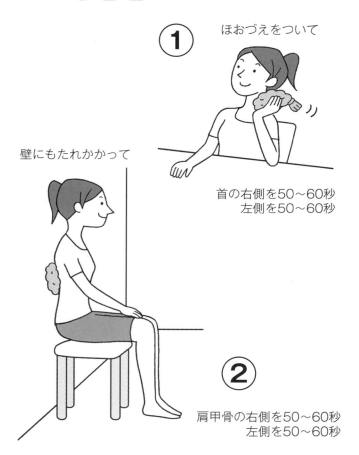

①

ほおづえをついて

首の右側を50～60秒
左側を50～60秒

壁にもたれかかって

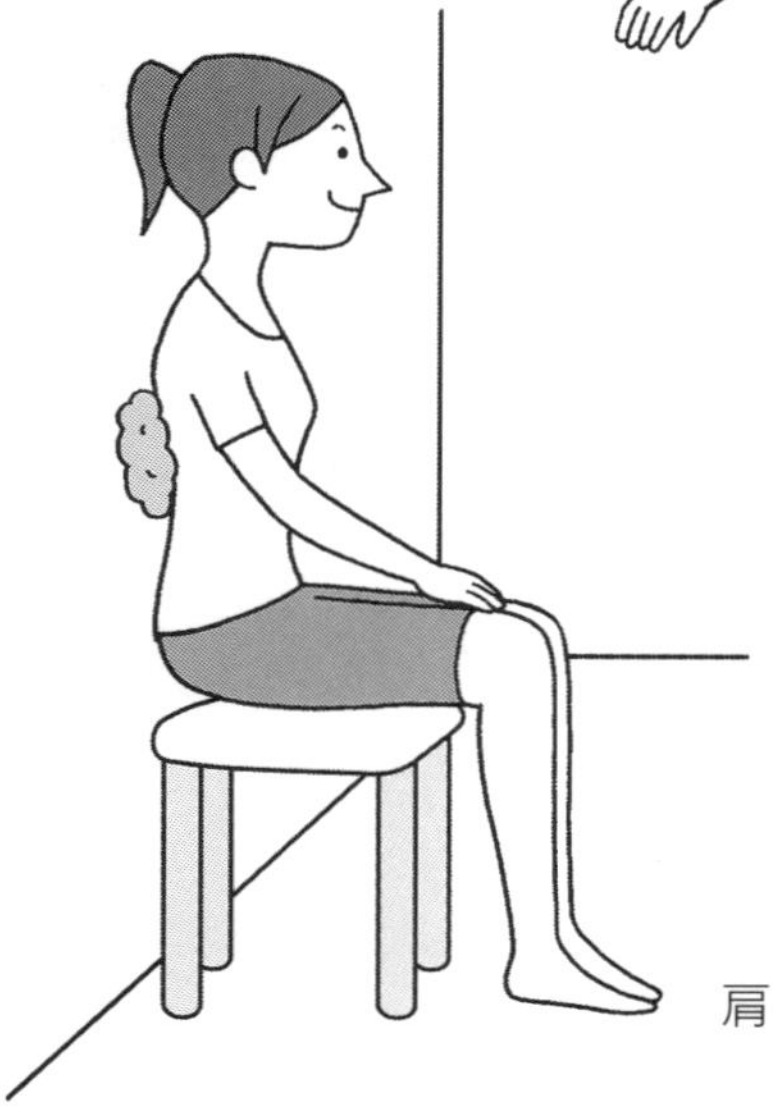

②

肩甲骨の右側を50～60秒
左側を50～60秒

③

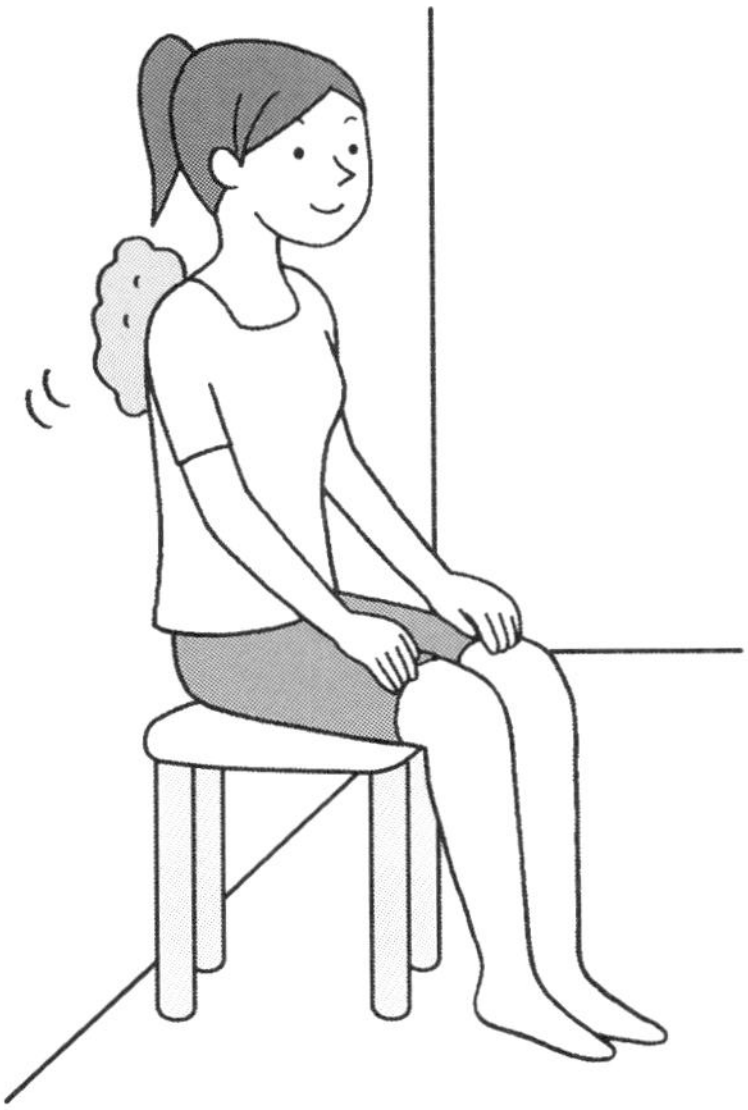

右肩を50～60秒
左肩を50～60秒

本来の痛みを感じるようになる

「自重押しプログラム」を何日か続けていくと、やり始めた当初と比べて痛みを強く感じるようになるかもしれません。

これは、本来の痛みの感覚が戻ってきたことを意味するものですから、心配はありません。

前にも触れたように、そもそも、私たちの痛みの感覚というのは、長時間続くと麻痺してしまう性質をもっています。ですから、状態がどんどん悪くなっていくにもかかわらず、半年、1年、5年と我慢していくと痛みに慣れてしまうのです。

数値化すると、40か50くらい痛いはずなのにもかかわらず、5程度にしか感じなくなるのです。

ところが、「自重押しプログラム」を続けていくと、細胞がいったん壊されて新陳代謝が盛んになり、カラダが活性化してきます。すると、痛みに対する感覚が元に戻って、本来の痛みを感じるようになるのです。

したがって、**あたかも状態が悪化したような気がするかもしれませんが、それはもとから悪いのです。悪くなって痛みが増すのではなく、元から悪いのがわかるようになったと**考えてください。

その痛さだけで体が不調になることはまずありません。やりすぎたり、「注意事項」で挙げたような間違った方法をしない限り、害になることはありません。毎日繰り返していくうちに、やがて痛みがなくなってきます。

ただし、20秒、30秒とやっていくうちに、耐えられないほどの痛みを感じるようになったら、やめるようにしてください。

もう一つ、頭に入れておいていただきたいのは、**長い時間をかけて悪化したものは、すぐにはよくならない**ということです。

悪くなるのに時間がかかった分だけ、事態は複雑になっています。それだけ数多くの筋肉や腱、関節に、悪影響を及ぼしているために、よくなるのに時間がかかりますし、完全に治るとは限らないのです。

症状別のトリガーポイント・アドバイス

慣れないうちは、どこを押せばよいのか、よくわからないという人のために、症状別に、どのような点に留意して「自重押しプログラム」を実行すればよいか、簡単に説明しましょう。

ただし、同じような症状でも、人によってトリガーポイントは異なりますので、最終的には自分で探し当てるようにしてください。

また、次章で紹介する運動でも、コリ部分をチェックすることができますので参考にしてみてください。

＊腰痛全般

腰痛の原因は、基本的に3種類です。

臀筋に問題がある人が全体の8割、腰椎の周囲にある起立《きりつ》筋群《きん》に問題がある人は2割以下。残りは、その複合型です。

前かがみになったときに痛みを感じる人は、臀筋に問題があります。ですから、脚の付け根やお尻で凝った部分がないか探してみてください。臀筋をほぐすことができれば、「こんなに腰痛がラクになるのか」と驚くことでしょう。

反ったときに痛みを感じる人は、腰椎の周囲にある起立筋群にトリガーポイントがありますので、押して探してみてください。

＊ひざの痛み、O脚、X脚

ひざに痛みを持つ人の多くは、脚の外側の筋肉（臀筋から大腿四頭筋）が凝っています。

この筋肉が何らかの理由で傷むと、その動きをカバーしようとして、脚の内側にある筋肉に過剰な負担がかかって傷んでしまいます。

ですから、ひざに痛みのある人や水がたまっている人は、患部に触らずに、大もとの原因になっている脚の外側のコリを探して押してください。

O脚、X脚の人も同じです。どちらも臀筋から大腿四頭筋が凝っているために、筋肉の萎縮が生じて、関節を本来の位置から変えてしまうのです。O脚、X脚とも、筋肉や関節に無理な力がかかる不自然な形で歩くことになるわけですから、それが何十年かすれば変形性膝関節症になるのは明らかです。自重押しバッグで脚の付け根の横(股関節)を押しながら、同時に大腿四頭筋を指で押してほぐすと効果が高まります。

＊便秘

慢性的な便秘の人は、左の股関節が痛くなっている場合がよくあります。左の股関節付近の筋肉が萎縮しているとS字結腸が縮んでしまい、便が運ばれにくくなるためです。

また、一時的に便が細くなるのは、左の股関節が悪くなっている証拠です。常に細い人は、それが慢性的になっていると考えられます。

いずれの場合も、左側の臀筋から大腿四頭筋でトリガーポイントを探してみてください。

＊坐骨神経痛

坐骨神経痛や椎間板ヘルニアの人は、坐骨から股関節を結ぶ小臀筋・中臀筋や大臀筋の付け根が凝っています。お尻の横の筋肉にトリガーポイントがあります。

＊婦人科系

子宮や卵巣など、婦人科系の疾患がある人は、臀筋全体が凝っているケースが多くあります。

トリガーポイントの場所には個人差があるので、前、横、後ろにグループ分けして探してみてください。生理痛が強い人は、まず間違いなく横にコリがあります。

＊足指、足先のしびれ

やはり原因は臀筋です。股関節からお尻付近の筋肉が傷むと、その電気信号が脳に伝わってしびれを感じるのです。ですから、臀筋全体を押してみて、トリガーポイントを探してみてください。

もし、足の横だけにしびれや痛みがあったら、臀筋の横を押すのが効果的。前側にしびれや痛みがあれば、骨盤の前側に異常があることが多いので、臀筋の前側を押します。後ろ側にしびれや痛みがあったら、臀筋の後ろ側を押してください。

＊足首の痛み

くるぶしの下（足関節外果）を押したときに痛みがある人は、まさにそこがトリガーポイントですから、頑張ってそこを押してください。自重押しバッグで押しにくければ、指で押してください。

＊正座できない人

年をとると正座できない人が増えてきます。これは、大腿四頭筋が伸びないためです。無理に伸ばそうとすると痛みが出てしまいます。

原因はひざの痛みと同じですから、脚の付け根の横（股関節）を自重押しバッグで押しながら、指で大腿四頭筋のコリを押すのが効果的です。

＊逆流性食道炎、ぜんそく

自律神経は、消化器や呼吸器と関連がある胸椎から出ています。この周辺の筋肉にコリがあると、消化器や呼吸器関係の弱い部分に症状が表れます。ですから、逆流性食道炎やぜんそくがある人は、左右の肩甲骨の間にある筋肉にトリガーポイントがあります。

＊鼻や目や耳の不調

首の後ろの「ぼんのくぼ」の中央を押し込んでみてください。ツボでいうと「亜《あ》門《もん》」という場所で、目や耳に関係があります。

上部は、ドライアイ、眼精疲労など、目に効果があります。1分ほど押したあとで目を開けると、視界が明るく感じられるでしょう。中央部は鼻、耳、のどに効果的。下部はのどから下の部位に効果があります。

「自重押しプログラム」実践者の声

H・Kさん 34歳 女性 看護師

症状と既往歴

14歳のとき、顎関節症。32〜33歳のとき、良性発作性頭位めまい症。22〜23歳ころ、仕事時の介護で腰を痛める。34歳のとき子宮筋腫。左後頚部、左肩甲骨から指先にかけてしびれと痛みが出始めて、偏頭痛もある。

整形外科で「頚椎症の疑いあり」との診断を受け、痛み止め湿布等の治療薬を処方されて経過観察。マッサージ等にも通ったがよくならないため、ムカサ治療所に来所。

実践の方法と効果

鍼治療の結果、手のしびれ、めまい、首の痛みは消えはじめているが、院長のすすめで週に一度の治療の間の1週間、寝る前の1日1回、首、肩甲骨の痛む場所、腰、臀部に「自重押し」を行う。

その日、その日で痛む場所が変わるので、ゴルフボールを10個入れたソックスをきつく縛ったものを痛む場所に当てて寝てみた。

最初は痛かったが、徐々に慣れてきて、コリがほぐれていくことを自覚でき、**睡眠もよく取れるようになった。**

とくに「**腰がラクになった**」と気に入って現在も使用中。

S・Kさん　25歳　女性　会社員事務職

症状と既往歴

15歳くらいから喘息、花粉症、鼻づまり、手足のお腹の冷え、月経不順と月経痛、首肩のコリと腰痛。

内科ではアレルギー性鼻炎（花粉症）と喘息、副鼻腔炎との診断。腰痛症といわれ痛み止めと湿布薬で経過観察するも、いっこうによくならず、両親の勧めでムカサ長鍼法を受けることになった。

鍼治療によって症状は驚くほど改善したが、仕事で座りっぱなしのため、すぐに首肩が凝ったり、腰が重くなると話すと、「自重押し」を勧められた。

実践の方法と効果

自分で痛む場所（臀部トップ、股関節まわり）を探せるし、自重で痛気持ちいい調節ができるので簡単にコリを取ることができることに驚いた。今では日課になっている。ゴルフボールは10個使用。

肩甲骨のまわりの痛みがとれ、首の痛みがラクになったことを実感している。

R・Kさん 44歳 男性 運輸業

症状と既往歴

41歳からめまいが続き、42歳で総合病院とメンタルクリニックでパニック障害と診断される。目覚めやすく眠りが浅い。便通は軟便が多く腹痛と腰痛もある。めまいと立ちくらみがひどくなりイライラしやすくなる。耳鳴りあり。

母の勧めでムカサ長鍼法を受けることになり、「交通事故のむち打ちからくる首と腰の筋肉のコリが原因でパニック障害が起きている」と伝えられる。鍼治療を始めてわずか3カ月で仕事に復帰したいと思うようになり自信がつくように感じ始めた。

実践の方法と効果

ゴルフボール10個使用。1週間、毎日、「自重押しバッグ」を首と左右股関節に当てるよう指示され実行すると、みるみるうちにコリがとれてきた。

パニック発作の回数も減ったと実感している。

H・Hさん　27歳　女性　フリーター

症状と既往歴

中学時代に不定愁訴に悩まされ、自傷行為を繰り返すようになり進学ができなかった。医師の診断で双極性障害と診断され抗鬱剤、安定剤、抗てんかん剤の処方を受けていた。

眠れない、眠りすぎる、夢多い、頭重、手足の冷え、疲れやすい等の症状に悩まされている。

父親の勧めでムカサ式長鍼法を受けることになり、週2回の施術を半年ほど受けるとひどかった生理痛がなくなった。双極性障害も落ち着き始め、クスリの処方も減った。

実践の方法と効果

治療の合間に、「自重押しプログラム」を勧められて現在も続けているが、**首、背中、腰、臀部の凝っている痛いところが自分でわかるようになったのが嬉しい**。

数分当てているだけでコリがとれていくのがわかるようになり、実践前に比べ、**疲れやすさもなくなり元気が出てきているのが自覚できている**。

腰に当てるとラクになる、頭痛が減っている、眼精疲労が改善しているとも感じている。

第3章

痛みが再発しないカラダをつくる体操

コリを自分でチェック、同時に筋肉をほぐして血流をよくする

「自重押しプログラム」と組み合わせて スーパーボディづくり

前章で紹介した「自重押しプログラム」を実践してみて、いかがでしたか。

このやり方のもう一つの利点は、プロでも探しにくい〝隠れたコリ〟を自分で探せるところです。

試してくれた方たちに話を聞くと、

「あっ、こんなところにも痛気持ちいいところがあった」

「結構あちこちにあるんですよ」

と〝隠れコリ探し〟を楽しんでおられます。

みなさんもぜひ「自重押し」を毎日の習慣にして、自分のコリ探しを楽しんでください。

さて、この章では、「自重コリ押し」の効果をさらに高めるカンタンな体操を紹介します。

これは、カラダを軽く動かすことによって、**コリ（痛み）のチェックと血流改善、筋肉量アップを3つ同時にできる優れものです。**

次章で紹介するように、動かすと痛い場所（コリ）があると、筋肉が伸び縮みできませんから、血流が悪くなります。血流が滞って体液循環がスムーズにできないと、全身の細胞に酸素や栄養分が供給されません。加齢によって筋肉量が低下していきますが、筋肉量が減れば疲れやすくなり、ひざや腰の痛みの原因になります。

「自重押し」と「体操」の2つを組み合わせることで、不調のある人は健康に、健康な人はさらに健康になることができます。

私がかつて治療の中に取り入れていたもので、現在は「健康管理」の一環として家でやってもらい、鍼治療との相乗効果を図っています。

わかりやすいように「体操」と書きましたが、私は「運動」と呼んでいます。

詳しくは次章で説明しますが、運動とスポーツは同じものではありません。

スポーツはしばしば体に悪い影響を及ぼしますが、**運動は、筋肉の「収縮」と「弛《し》緩《かん》」を繰り返す**ことによって、コリをほぐしたり、痛みが生じにくいカラダにしてくれます。

運動の目的は大きく分けて次の3つがあります。

1. 血液など、体液の循環を促すため。
2. 筋肉の質量を確保するため。
3. 運動することで痛みが生じないかどうかチェックするため。

激しくカラダを動かすことはまったく必要ないということがおわかりでしょう。

運動というと、どうしてもジョギングや水泳などを連想してしまいがちですので、一般の人は体操くらいのレベルでとらえたほうがいいかもしれません。

私が毎日実行し、患者さんにもオススメしているのは、橋本敬三先生（1897〜1993）が考案した「操体法」という動きです。

誰でも安全にできるだけでなく、筋肉のコリをほぐす効果もあるので、「自重押しプログラム」の効果をアップするのに最適です。

寝ながらできる体操ですので、腰が痛い人も大丈夫。毎朝ふとんの中でやることをオススメします。

1 ひざ倒し

①あおむけに寝て、軽くひざを曲げる。
②両足を揃えて、息を吐きながら左または右のどちらかにゆっくりと倒す。
③これ以上は倒せないというところまでいったら、その状態で2～3呼吸止める。
④両足を揃えたまま、息を吐きながらゆっくり戻す。
⑤これを左右数回繰り返す。

ひざを倒しやすいほう、**ラクなほうに倒す**のが基本です。**倒して痛いと感じるということは、そこに問題（コリ）がある**ということ。そのまま無理に続けてしまうと、別の筋肉がカバーしようと働き（「代償運動」）、本当の痛いところは避けてしまうので意味がありません。痛くないほうに倒していくと、徐々に反対側も伸びたり縮んだりして、効果が出てきます。

ひざ倒し

両ひざを
倒しやすいほうに倒す

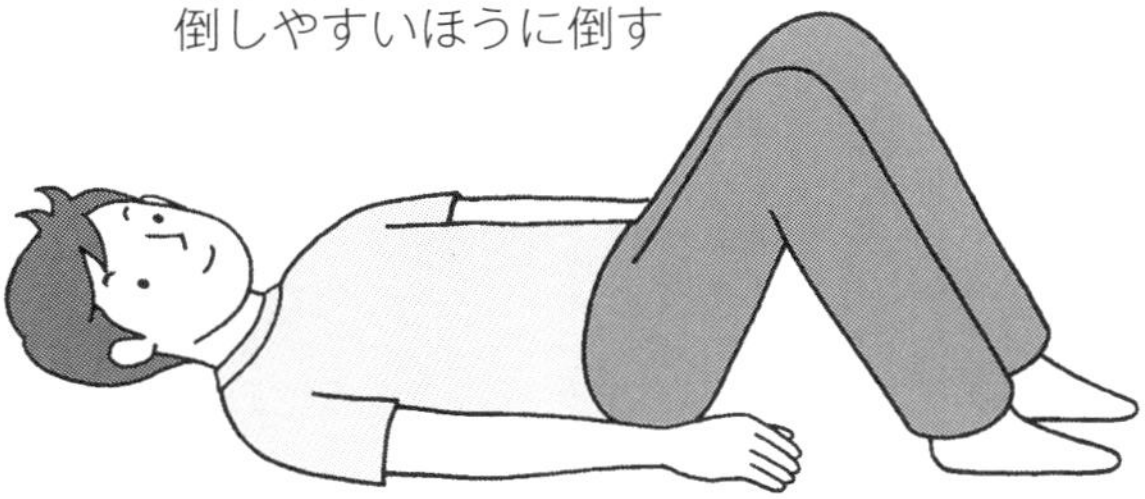

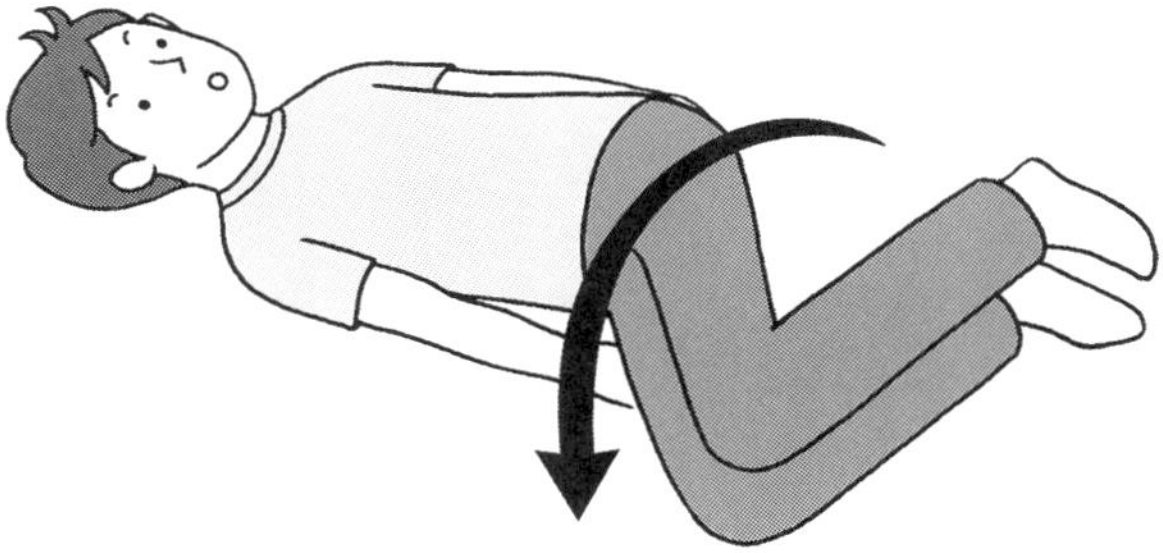

コリチェック

倒しにくいほうにコリがある
(筋肉が凝っているために伸び縮みできない)

2　股関節開き

①あおむけに寝て、軽くひざを曲げる。
②息を吐きながら、片脚をゆっくり開いていく。
③これ以上は倒せないというところまで倒しきったら、その状態で2～3呼吸止める。
④倒した脚を、息を吐きながらゆっくり戻す。
⑤これを左右数回繰り返す。

これも、はじめはラクなほうに倒すのが基本。
②で片足を開く動作の「支点」を小指、次にカカトとかえてみてください。そのとき、足の付け根（股関節）がつることがあります。
そこにコリがありますので、「自重押し」をすると効果的です。

◯股関節開き

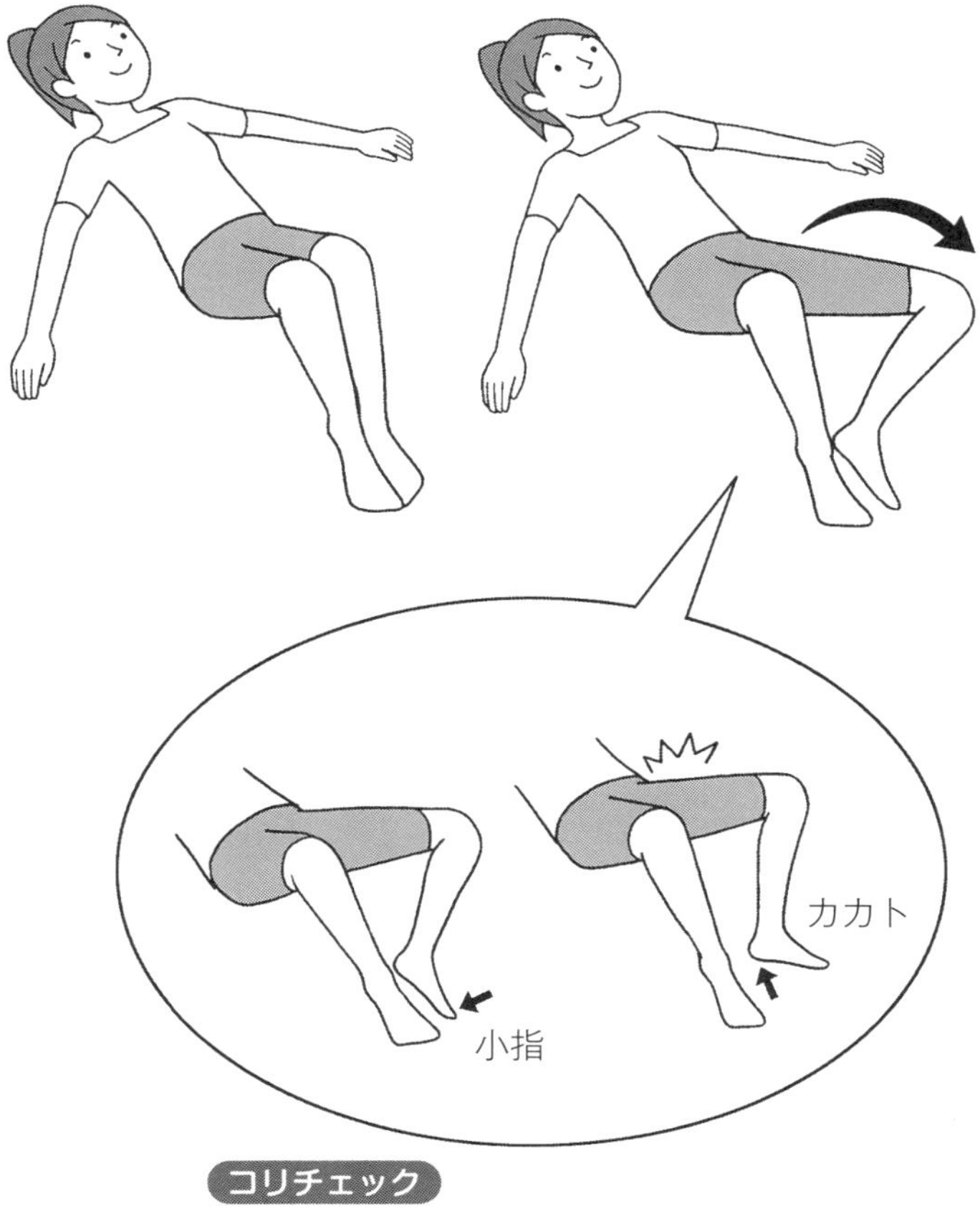

コリチェック

足の支点を小指、カカトにかえて
行うと、つる場所がコリの部分

3　もも上げ

①太ももと背筋とが直角になるように、イスに深く座る。
②その姿勢で、片方のひざをなるべく持ち上げてみる。
③これ以上持ち上げられないところまで上げきったら、その状態で2～3呼吸止める。
④上げた脚を、息を吐きながらゆっくり戻す。

人によって、左、右の上がり方が異なります。

上がらないほうは筋肉が凝っているので、無理に上げないでください。

上がるほうだけを繰り返して上げていくうちに、興味深いことに、上がらないほうも徐々に上がるようになるのです。

◯ もも上げ

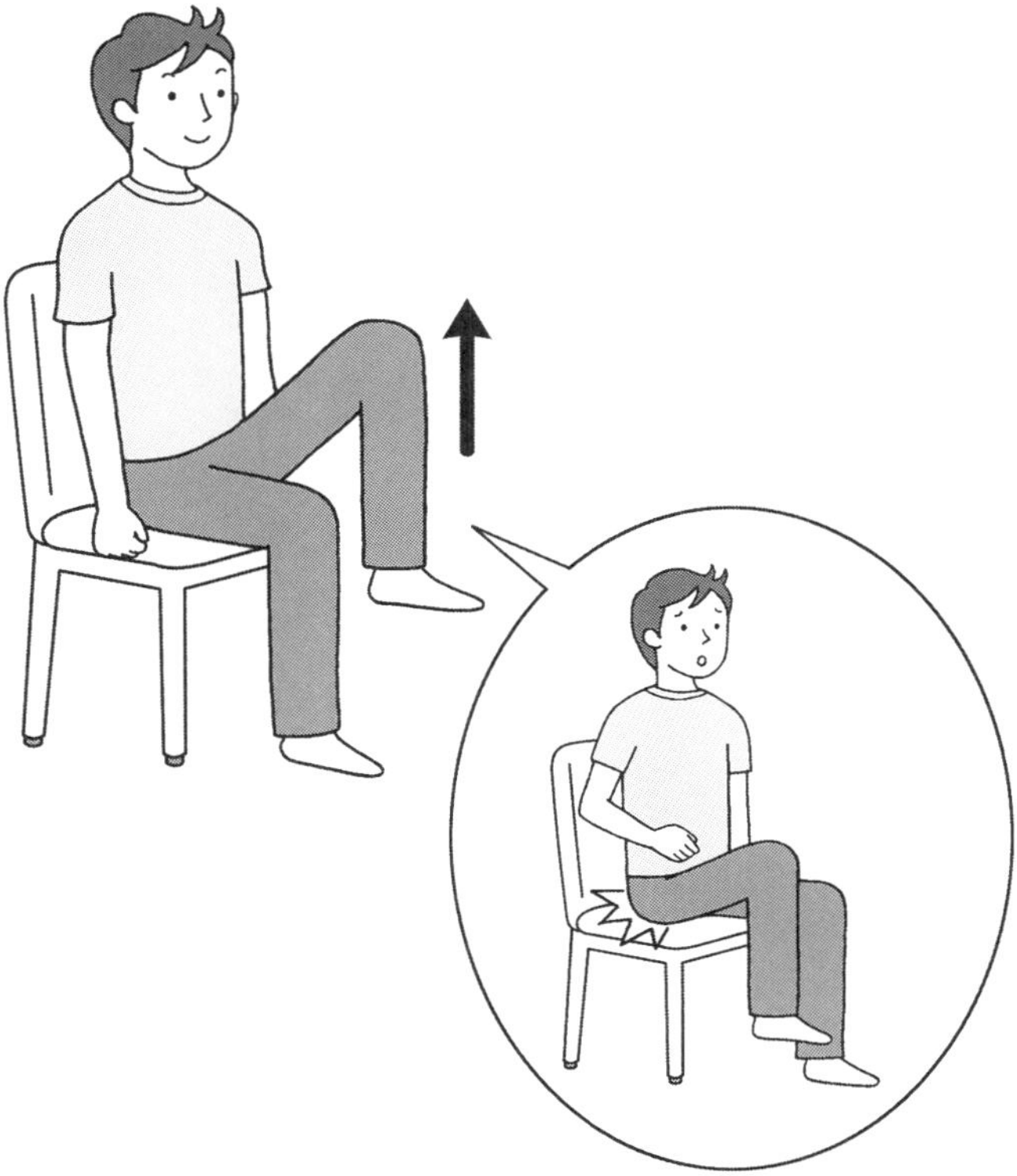

コリチェック 上がらないほうの臀筋に
コリがある

4 カエル足

①（準備）うつぶせに寝たら、ひざを曲げて両足を揃えて左右に倒す。このとき、左右のどちらに倒しやすいかをチェックする。

②寝たままの状態で、倒しやすかったほうの片足を曲げる（脇の下に向かって、真横に引き上げるイメージ）。

③曲げきったら、その状態で2〜3呼吸止める。

④息を吐きながら元にもどす。

倒しにくかった側にコリが発生してますので、そちらには無理に倒さないで、倒しやすいほうを引っ張り上げます。そうすると、逆のほうも知らず知らずのうちに運動することになるのです。つまり、痛くないほうを動かすことで、痛いほうのコリがとれていくわけです。上がるほう、曲がるほうに動かしていくのが操体法の原理です。

◎カエル足

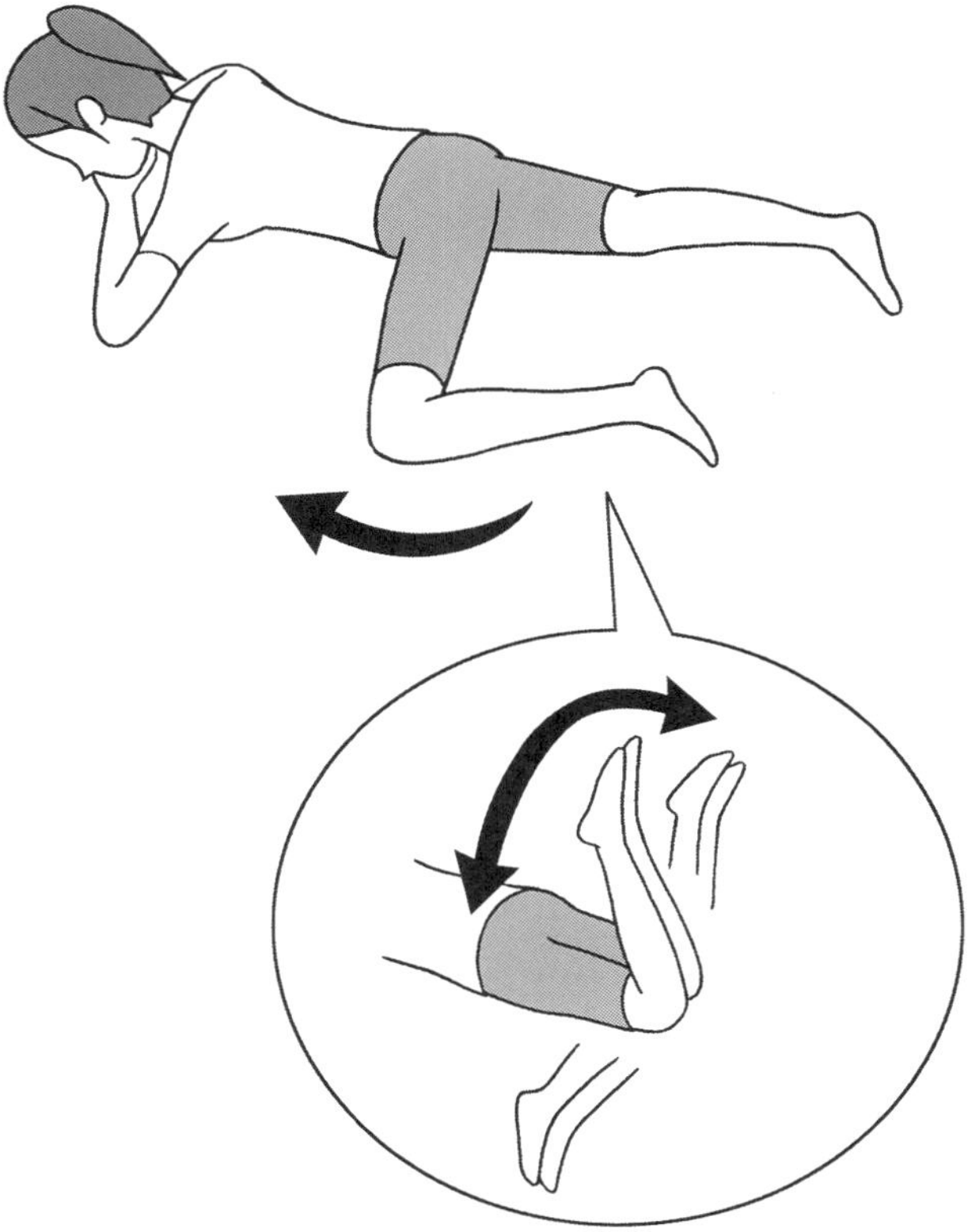

コリチェック　まず両足を左右に倒し、
倒しやすいほうの足を上げる
（倒しにくいほうにコリがある）

第4章

医者が教えてくれない「慢性痛」の正体

カラダのつくりから見た
「本当は危ない姿勢・運動」とは

あなたのコリはどこからきたのか？
カラダに痛みが起こる姿勢、起こらない姿勢

今までは、腰やひざの痛みの一大トリガーポイントである「臀筋のコリ」に着目し、その解消法について紹介してきました。

この章では、「痛みが起こるメカニズム」を掘り下げ、そもそも普段のどんな姿勢や生活から起きるのかなどを、チェック法とともに紹介します。

腰痛を例にすると、股関節をつくる臀筋のコリと、脊柱起立筋のコリが原因として挙げられます。内臓の病気（内臓病変による反射）からくる腰痛にもなります。

このコリは、立ちすぎ、座りすぎによる疲労や炎症と、冷え、股関節や膝関節、足関節の捻挫の未治癒から起きてきます。

「立ちすぎ、座りすぎ」と書きましたが、ほとんどの人が仕事をするうえで同じ姿勢や行動を強いられます。労働や作業によるカラダの使いすぎは、経済活動の産物といえるでしょう。

しかし、カラダの使い方の何が問題なのかを知っているか知らないかで、腰痛などのリスクはかなり変わるはずです。

さて、ここでヒトのカラダのつくりを考えてみましょう。

一番上にあるのが頭。体重の9％前後といわれていますから、体重60キロの人なら5・4キロ前後ということになります。ボーリングのボールほどの重さと考えるとよいでしょう。

そんな重いものが上に乗っているのですから、重力に逆らって立っているのは大変です。

個人差はありますが、ヒトの脊柱（背骨）は「生理的わん曲（背骨は首では前に、背中では後ろに、そして腰で前に曲がっています）」と呼ばれるS字状のカーブがあります。

首、背中、腰の筋肉に痛みを出させるような負担をかけない姿勢とは、この生理的わん曲を崩さない姿勢です。

あなたはどうでしょうか？
カラダに座ってもらっていませんか？
意識して姿勢をつくっていますか？
意識的に重力に逆らって姿勢をつくらないと、引力・重力のためにカラダは思わぬ方向に引っぱられてしまいます。

私は**「地球を押す姿勢」**と呼んでいますが、姿勢は自分でつくるものなのです。
ところが、ほとんどの人は、自分のカラダ任せで、意識的に姿勢をつくっていません。仕事やスマホの操作で前かがみの姿勢、いわゆる猫背を続けて、首や背中の筋肉を自ら凝らせているのです。

たとえば、スマホの操作に熱中するあまり、前かがみの姿勢を続けていると、首、腕、肩、背中などの筋肉に負担がかかってしまいます。

また、第1章でも紹介しましたが、お尻の筋肉は座るためのものではありません。カラダを移動させるための大事な運動器官なのですが、文明人のほとんどが「座る」という作業のためにお尻を使います。

背中は丸まり、生理的わん曲は無視されます。

お尻の筋肉の**臀筋群は長時間圧迫されて酸素不足、栄養不足**になり悲鳴を上げます。**股関節は90度前後に折り曲げられ、足の血液が心臓に戻ってこられない非常事態**に追い込まれているのです。

これらの負担が積もり積もって、腰痛の原因になっていくのです。

ヒトは動物です。動物は動いて生きることをする生物です。

前かがみの姿勢を続けてキーボードを打ち続けていけば、首や肩の筋肉ばかりでなく、上半身全体の体重がかかってきます。

こうして**「座りすぎ」によって臀筋は悲鳴を上げ、腰痛などが起きます。**

「座りすぎ」で寿命が10%縮まる!?

「たかが座りすぎ」と侮ると痛い目に遭います。

最近の研究では、長く座り続けることが重篤《じゅうとく》な病気のリスクを高めることがわかってきました。

ちなみに、EUの調査機関の発表を受け、世界中の文明国で、**座りすぎは寿命を10%以上縮める**として、「スタンディングデスク」を奨励しはじめました。日本の厚生労働省でも推奨しています。

立って仕事したほうがカラダによいので、たまには立って働きなさい！　ということです。

1時間から2時間に一度は立って軽い運動をすると疲れはとれてきます。

みなさんは、1日に何時間イスに座っていますか？

今まで「立ちっぱなし」は問題になっても、「座りっぱなし」は、あまり問題視されてきませんでしたが、座りっぱなしの状態の臀筋のダメージを想像してみてください。

先ほどもちょっと触れたように、股関節は直角になり、臀筋は引っ張られて緊張状態になります。そして、上半身の重さを受けて、筋肉の中を流れる血管がつぶれた状態になってしまいます。引っ張られたまま何十分もしないうちに血流が途絶えてしまい、しびれや痛みを感じるはずです。「お尻が痛い」状態です。

それでも平然と何時間も座り続けることができるのは、私たちのカラダは内側に行けば行くほど（深い部位の関節や大きな関節）神経は鈍感にできているからです。

でも、あまりにも長時間座ったままでいると、いざ立とうとしたときに、あちこちが凝ったり痛くなったりして、立てなくなった経験もおありでしょう。

それは、意外に思われるかもしれませんが、臀筋も関係していたのです。

立つという動作の支点が股関節であることを思い出してください。股関節を取り巻く筋肉が臀筋です。

鈍感である臀筋でさえ、大きなダメージを受けていることを意味しているのです。


これまで、私たちはお尻の役割を過少評価しすぎていました。

臀筋はカラダを動かすためのエンジンのようなものです。それを、ずっと圧迫したり引っ張り続けているようでは、血流が滞って、細胞に栄養分も酸素も行き渡りません。どんどん萎縮して老廃物がたまっていきます。それが、ひいては全身の不調や病気につながるのです。

私たちは、お尻をもっと知って、大切にする必要があります。

カラダにいい運動、悪い運動の新常識

よく、「運動不足だから肩こりや腰痛になる」ともいわれます。では、運動不足を解消すれば、肩こりや腰痛を防止できるのでしょうか？

そこで、今度は、運動について考えてみましょう。一口に運動といっても、さまざまな運動があります。３つのジャンルについて、それぞれ見ていきましょう。

① 静的運動と動的運動

静的運動とは、「座りっぱなしや立ちっぱなし」の状態の運動です。

動的運動は、読んで字のごとく動きまわる運動です。

どちらが、カラダにとっていいのかはわかりますよね。

しかし、動的運動にもデメリットがあります。それは「やりすぎとやらなさすぎ」です。

自分のカラダの運動許容量やカラダの使い方を知らないで、ついついやりすぎてしまうと、疲労が回復せずコリをつくる原因になってしまいます。

介護施設の職員が被介護者の入浴を毎日介助したり、作業員や商店主が日常的に重いものを持ったりすることで、不自然な姿勢をとって腰を痛めるのも、こうした問題を知らないことに起因します。

一方、自分ではやっているつもりでも、運動量が足りていないことがあります。

②筋肉の量を落とさない運動

少し抵抗や負荷をかけて筋肉の量をコントロールする運動を指します。トレーニングマシンを使ったり、自重（自分の体重）でスクワットや腕立て伏せ、腹筋などもできます。

③ ヨガやストレッチなど

体液の循環を図るとともに、筋肉に柔軟性をつけ、コリをほぐす運動です。

運動療法の知識はいまや必要不可欠なものになりつつあります。

コリは一日にしてならず なぜ「事故」から数年経ってから症状が出るのか

不慮の事故が痛みの原因になっていることもあります。

不慮の事故というのは、避けようにも避けられない事故のことをいいます。スキーで転んだ、自転車で倒れた、交通事故に遭った、階段から落ちたなど、すべる、落ちる、ぶつかるという物理的な問題によって、捻挫をして靭帯が伸びてしまったり、関節に負担がかかったりして起きるものです。

意外に思われるかもしれませんが、事故といっても、必ずしも病院に行く必要のある重症のものに限りません。数カ月もすれば、起きたことさえ忘れてしまうような、ささいな衝突や転落も十分に腰痛などの痛み症状につながるのです。

そのメカニズムをカンタンに説明しましょう。

たとえば、歩道の段差につまずいて足関節を捻挫してしまうことがあります。すると、そのままでは痛くて普通に歩くことができません。しかし、「かばう」という本能が働き、無意識にほかの筋肉がうまく痛む筋肉や靭帯の代わりをしはじめ、歩けるようになるのです。

それは、どの関節でも同じことがいえます。

頚椎でも股関節でも膝関節でも同じ代償運動というカバー現象が起こるのです。

交通事故などによる「むちうち（頚椎捻挫）」で、事故直後ではなく、時間が経ってから新しい症状として、手足のしびれが出てくるのはそのためです。

捻挫が厄介なのは、なんとか動けるように、ほかの筋肉がカバーしてしまうことです。

ヒトやその他の生物でも細胞が破壊されると治そうと最大限のチカラを発揮します。

しかし、伸びた靭帯は完全に修復しないまま放置してしまうため、ほかの筋肉がカバーし続けてしまうのです。

ところが、カバーに回ったほかの筋肉にとっては、本来の自分の働きではありませんから、必要以上に頑張らなくてはならなくなり、凝っていってしまうのです。

これは誰にも経験があるでしょう。たとえば右足を痛めて、変な歩き方をしているうちに、左足まで痛めてしまうことがあります。それも、同じ理屈です。

「カバー」と「かばう」は言葉も似ていますが、かばう状態を続けていると腰痛や首肩、背中の痛みの原因になります。

カラダの重心がズレて、臀筋や背筋が凝ってくるからです。

医師も含めて医療関係者や同業者も、意外にこうした事故があらゆる痛みの原因になっていることが多いのです。

先日、腰痛がひどくてたまらないという相談を35歳の女性から受けましたが、腰痛のほかにも、婦人科系の疾患やぎっくり腰など、年齢にしては下半身に異常が多すぎることがわかりました。

よくよく話を聞いてみると、15歳のときに自転車で車に正面衝突するという交通事故を起こしたことを思い出してくれました。

その時点ではどこも痛くなかったそうですが、35歳近くになってから、さまざまな問題が表面化したわけです。

人間のカラダはそうそう弱くできてはいませんから、どこかの関節や筋肉に問題が起きても、10年くらいはほかの筋肉がうまくカバーしてくれます。

ところが、15年、20年と年を重ねるうちに、そのゆがみが表面に出てくることがよくあるのです。

この女性も、事故が起きてからちょうど20年。そのときの捻挫が原因だという可能性が高いと私は考えました。

捻挫を軽く見てはいけません。過去にそうした体験があれば、その結果、腰痛を起こしていることも考えられます。

ためしに、足のくるぶしの下を押してみてください。そこがひどく痛く感じたら、過去に足を捻挫して治っていない証拠です。

また、左右の足のバランスが悪い人も、過去の事故の影響が考えられます。意外と、左右の足の長さや太さが違っている人は少なくありません。

2台の体重計を用意して、それぞれ左右の足を乗せて、双方の重さを量ってみてください。重さに大きな違いがある人は、左右のバランスが悪い——つまり、過去に事故で捻挫を起こしたために、筋肉の働きが左右で違ってしまった可能性が高いといえます。

無理なスポーツは、なぜカラダに悪いのか

「スポーツは健康にいい」

そう思っている人が多いのですが、実はカラダにいいものではありません。むしろ、**スポーツはカラダに悪い――これは世界中の整形外科医の間では常識**なのです。野球でもジョギングでもどんなスポーツにも当てはまります。

スポーツは競技です。勝つためにカラダの一部分を繰り返し使い続けるものです。同じ動作をして、同じ筋肉や関節ばかり使うので、長く続けていると必ずそこが傷んでしまうのです。

たとえば、テニスやゴルフでは、片方の腕ばかり酷使するので、ひじの関節や腕の筋肉を傷めやすくなります。

さらに、相手と接触するサッカーやラグビーなどは、ちょっとしたことで捻挫を起こしたり、何針も縫う大怪我をしてしまいます。また、全速力で走っていたのに、急ブレーキをかけることを繰り返せば、骨や靭帯に過剰な負担がかかるのは当然です。

新陳代謝がよい若い時期は、どんどん新しい細胞に入れ替わるので、痛みを感じる原因ができてもすぐに修復されて消えてしまいます。

しかし、加齢とともに新陳代謝の働きも衰えてきます。

それを知らずに、中高年になってから、「健康のためにスポーツを始めようか」と、昔の気分のままでスポーツを始めるのはとても危険な考え方です。臀筋をはじめ、ひざや足首を壊す人をたくさん見てきました。

運動とスポーツを混同してはいけません。

運動とは、純然なる筋肉の弛緩と収縮を意味します。血液を含む体液の循環をはかり、筋肉の量を落とさないことが運動なのです。

もちろん、楽しみでやっている分にはいいですし、何も運動をやめろといっているわけではありません。

筋肉量を下げないための運動をしない人は、1年に1%の筋肉が減っていくという研究結果が出ています。

10年で10%ずつ減ってゆけば、定年退職時には35%もの筋肉がなくなっている計算になります。

筋肉量が減れば疲れやすくなり、集中力もなくなります。凡ミスだけでなく、大事故の原因にさえなりかねません。

筋肉管理は健康管理だけでなく、言いかえれば人生管理ということになるわけです。

欧米では、自己管理ができない人は仕事もできないという考えが常識になっています。

何度も繰り返しますが、座って過ごす時間が長ければ長いほど寿命は短くなります。**1日6時間座っている人と3時間の人とは死亡リスクが40%も高くなり、テレビ、パソコン、スマホを1日4時間以上見る人は死亡リスクが2倍になる**との研究結果が出ているのです。

もっとも、ウォーキングをしたからといって、それで十分だというわけではありません。スポーツ同様、同じ姿勢で歩いていては、鍛えられるのは特定の筋肉に限られてしまいます。また、無理をして歩き続ければ、その筋肉や関節を傷める恐れもあります。

大切なのは、無理なくカラダ全体の筋肉をまんべんなく使って、筋力の低下を防ぐことです。それが、腰痛・ひざ痛などの慢性痛を防ぐための最大の防衛策となるのです。

「股関節の痛み」が意味すること

関節の痛みを考えるときに、覚えておいていただきたい原理があります。

それは、**カラダの深い部分にある関節や、大きな関節ほど痛みに鈍感にできている**という事実です。

その典型的な例が股関節です。

私たちが歩いたり走ったりすると、股関節にはかなりの負担がかかります。さらに飛んだり跳ねたりすると、股関節には普段の数十倍の大きな力がかかるのです。
もし股関節が敏感にできていたら、痛くてたまらないはずです。それでは日常生活が送れないので、痛みを感じにくく設計されているのです。

一方、皮膚の表面は、非常に敏感にできていて、髪の毛1本でも指先で判別できるようになっています。製造業の現場の名人になると、何ミクロンの単位で違いを感じることができるほどです。

これは、虫や動物に刺されたり噛まれたりしても気づかないと大変なことになるために、末梢の知覚神経系が非常に敏感にできているためです。私たちの祖先が自然界で肉食獣の被捕食者だった名残りがここにあるのです。

もし、股関節が指先と同じぐらい敏感にできていたら、大変なことになってしまいます。普通に歩くこともできなくなってしまうはずです。

ところが、それほど鈍感なはずの股関節が痛いという人が多いのは何を意味するのでしょうか。

それは、鈍感な股関節が痛くなるほど、悪い状態になっているということです。股関節にトラブルがあっても、なかなか自覚症状は表れません。痛みを感じた時点で、手遅れになっているケースが多いのです。

股関節の痛みの原因の一つに、先ほども触れた足首の捻挫があります。片方の足首を捻挫すると、そちらの側に力が入らなくなります。

かといって、傾いたままでは歩くことができません。そこで、お尻の周辺の筋肉である臀筋や太ももの筋肉である大腿四頭筋が働いて、無理に左右のバランスをとるようにします。

そうすれば、確かにまっすぐに歩けるようにはなりますが、臀筋や大腿四頭筋に無理な力がかかり続けることになります。

筋肉にそうした緊張状態が続くと、今度はその筋肉とつながっている股関節や膝関節に負担がかかって、痛みを発するようになるのです。

生理痛がある女性は隠れ腰痛をもっている!

現代は、生理痛に悩んでいる女性が少なくありません。

しかし、進化を考えてみると、生理痛で苦しむということは納得のいかない現象です。

考えてみてください。そもそも生理があって血を流すということは、血の臭いによって肉食獣にかぎつけられるリスクが非常に高まることでもあります。

そんなときに、「生理痛でお腹が痛い」と言ってしゃがみこんでいたらどうなるでしょうか。あっという間に獰猛な肉食獣の餌食になってしまいます（私たちのご先祖さまがいつから月経システムをもつようになったのかは明らかではありませんが）。

もちろん、生理というのは子宮内膜がはがれる現象ですから、本来ならば痛みが生じないわけがありません。でも、それで痛がっていては子孫を残せませんから、基本的に生理が起きても痛まないように、動物のカラダはできているはずなのです。

ですから、生理痛があるという女性は、かなりの異常事態と考えるべきなのです。

日本のある大学でアフリカの狩猟民族の調査をしました。各集落を回って、どれくらいの人が腰痛を持っているか？　またその理由についての調査です。

結果は、腰痛を含め、理由のない痛みをもっている人はほとんどいなかったというものでした。

「(痛みをもっている人は) いつから、なぜ痛くなったのか？」との質問に対して、「いついつに、どこどこで、木から落ちてから」というような明確な答えが帰ってきたということです。とても興味深い調査結果でした。

さて、この調査結果とは裏腹に、臀筋に障害があるにもかかわらず本人は痛みを感じない「隠れ腰痛」という奇妙な現象があります。

臀筋と子宮の神経は腰から出ているため、この「隠れ腰痛」があると、生理が来たとき、子宮内膜がはがれたときの刺激があわさり、初めて腰や下腹部が「痛い」と感じるのです。

私はこの現象を「自動排出ポンプ付きのバケツ」に例えて患者さんに説明しています。

バケツに入る「水」が疲労や痛みのもとです。

バケツから水があふれると「痛み」を感じるという状態を想像してみてください。

ザーッと流れれば激痛ですし、チョロチョロならば軽い痛みになります。

「隠れ腰痛」がない人は、一晩寝ている間に排水ポンプが働いて、バケツの水は空っぽになるようにできています。子宮内膜がはがれて出血するという「水」が入り込む人でも、バケツがあふれることはありません。

しかし、「隠れ腰痛」という痛みの「水」が常にバケツの中を満たしている人はどうでしょう?

生理の「水」が入ってきたら、水はバケツの外にあふれ出てしまいます。これが生理痛の原理なのです（余談になりますが、この現象を「サイレントペイン」と呼び、カラダのどの部位にも当てはまります。肉体的だけでなく精神的ストレスという「水」が加わるとバケツの水はあふれ出し、痛みを感じるのです）。

現時点で生理痛がないからといって、問題がないわけではありません。もしかすると、バケツがあふれるまで、すれすれになっているかもしれません。

とくに、「私は婦人科系の病気はないけれども、肩こりがひどくて」という人は要注意です。

まだまだアンバランスは上半身でとどまっているのかもしれませんが、おそらく下半身にもかなり負担がかかっていることでしょう。隠れ腰痛が潜んでいるかもしれません。

あなたも「隠れ腰痛」かもしれない――〝ストレートネック度〟簡単チェック法

隠れ腰痛が厄介なのは、徐々に進行することです。

確実にだんだん悪化しているのに、本人はそのことに気がつかないのです。

第1章でもふれましたが、少しずつ具合が悪くなるために、その状態に慣れてしまって、痛みを感じにくくなってしまっているのです。

もし、これが大きな事故で腰を痛めたとしたら、すぐに病院に駆け込むことでしょう。ところが、進行しても痛みを感じない人は異常に気づかないのです。

では、どうすれば隠れ腰痛に気づくことができるのでしょうか。

それは、姿勢で見当がつきます。

先にも述べましたが、人間の背骨には、もともと生理的わん曲というものがあります。

背骨が前後にS字型を描きながら重い頭を支えています。脊椎の形もこの生理的わん曲ができるように設計されていて、神経の出る穴がきれいに丸くなるようにできています。

ところが、労作性や事故によって前かがみの姿勢が身についてしまうと、背骨を支える筋肉が凝って縮み、脊椎同士が引っ張り合うことによって生理的わん曲がなくなり、背骨が一直線になってしまうのです。

これが、最近問題になっている**ストレートネック**やストレートバックというものです。

「まっすぐになっているのならいいではないか？」といわれるかもしれませんが、そうではありません。

生理的わん曲があるために、重い頭が前後に動いたときに、それに柔軟に対応できるのです。

ストレートネックやストレートバックの人は、それができなくなってしまい、重い頭を支えきれず、猫背がどんどん進んで筋肉のバランスも失ってしまいます。

症状が進むと外から見ても猫背であることがすぐにわかりますが、往々にして本人は気づきません。

そこで、自分一人でも「隠れ腰痛」のリスクがわかる方法を紹介しましょう。

平らな床にうつ伏せになってください。このときに腰の部分が盛り上がっているようだと、隠れ腰痛の恐れが大です。

これは、腰の周囲の筋肉に負担がかかることで、筋肉が緊張状態を続けて硬くなり、骨盤と腰椎を引っ張っているためです。これがストレートバックの人の大きな特徴です。

ストレートネックは、仰向けに寝たときに、首と床面に隙間がなくなるような状態を指します。

どちらもレントゲンで簡単に診断できますので、怪しいなと思ったら、まずは整形外科で診断を仰ぎましょう。

正常な人は、腰の筋肉に柔軟性があるので、うつ伏せになっても腰椎が引っ張られて出っ張ることはなく床面に沈むきれいなアーチを描きます。

「かがむ」と痛いか、「反る」と痛いか――腰痛のタイプを知る

腰に痛みがある場合、その腰痛の原因がどこにあるかは、すぐに判別できます。

腰を曲げて前かがみの姿勢になったときに痛いときは、臀筋に問題があります。

前にも述べたように、腰痛の8割は、このタイプ。筋肉は、緊張したときにトラブルがあると「もう痛いからダメ」という信号が脳に行きます。前かがみになると、後ろ側にくる臀筋は縮もうと緊張します。このときに、臀筋に問題があると、痛いという信号が出るのです。

なぜ臀筋に問題があるのに、腰が痛くなると感じるのでしょうか。

それは、下半身の神経はすべて腰椎から出ていることに関係があります。

骨盤から下にある筋肉に問題が発生して異常な電気信号が出ると、それが腰椎に入ってくるので、あたかも腰そのものが痛くなっているように感じるのです。

逆に、反ったときに痛いときは腰椎1～5番の周囲にある起立筋群（脊柱起立筋や多裂筋など、直立の姿勢を保つための筋肉群）に問題がある人です。

こちらは、純粋な意味で腰に起因する痛みといってよいかもしれません。これは、全体の2割以下。そして、前かがみになっても反っても痛いという人は、臀筋と起立筋群のどちらもが傷んでいる、いわば複合型です。

もちろん、どこにトリガーポイントがあっても、腰痛を放置しておくのはよいことではありません。

腰椎から出る神経は、足、胃腸、膀胱、生殖器、肝臓、腎臓までリンクしています。つまり、コリによって腰椎の周囲の筋肉を傷めてしまうと、その影響はこうした臓器にも及んでしまいます。

ちなみに、私は交通事故に遭って全身打撲を負って以来、尿検査ではずっと蛋白《たんぱく》が出続けています。腰を打ったことで、腎臓に悪影響が及んでしまったのです。

腰という漢字は、「にくづきに要」と書きます。まさに、腰は全身の要だということを、昔の人は経験から知っていたのでしょう。

ひざの痛みの種類

ひざの痛みには、いくつかの原因があります。

その一つに、臀筋のコリを原因とするひざの痛みがあります。

もちろん、加齢に臀筋のコリが加われば、ひざの痛みや変形がより速く進行することになってしまいます。

ここで、なぜ臀筋のコリがひざの痛みの原因になるのか、もう一度おさらいしておきましょう。

それは、臀筋という筋肉が、股関節と腸骨（骨盤の一部）をつないでいることに関係があります（29ページの図参照）。

臀筋は脚全体の動きに重要な役割を持っているのです。そうした臀筋が股関節の不具合などによって機能低下してしまうと、その代わりとして働かなければならなくなるのが、大腿四頭筋です。

大腿四頭筋は太ももを形づくる筋肉群の総称で、骨盤の左右の前面から外側にかけて伸び、膝関節をまたいで大腿骨とつながっています。その形からもわかるように、膝関節を伸ばす働きをします。

この大腿四頭筋も大きな筋肉なのですが、さらに大きな臀筋の分まで頑張るのは大変です。やがて、大腿四頭筋も萎縮してくると、今度は太股の内側にある筋肉が支えなくてはなりません。

ところが、ひざの内側にあるのは、内転筋、縫工筋《ほうこうきん》、薄筋《はっきん》といった柔らかくて小さな筋肉ばかり。すぐに音を上げて痛みが出てきてしまうのです。それがひざ痛の大きな原因です。

一方、大腿四頭筋が凝って萎縮すると、膝関節の隙間が縮まってしまいます。先ほども述べたように、大腿四頭筋は、膝関節をまたいで骨盤と大腿骨をつないでいる筋肉ですから、関節付近にある軟骨組織が引っ張られて、関節が変な形になるのが変形性膝関節症です。

この場合、ひざの痛みのトリガーポイントは臀筋にあるわけです。

また、足関節をトリガーポイントとするひざの痛みもあります。

足首の捻挫をかばっているうちに、ひざの外側の大腿四頭筋や内側の内転筋などの筋肉が、足首の動きをカバーしようとしてコリや痛みを生じるケースです。

第5章

痛みをとると、意外な病気の症状まで消えていく「ムカサ式鍼療法」の秘密

関節痛・神経痛だけでなく、うつ、冷え、内臓・免疫疾患まで改善！の実証

鍼治療によって「根本から」解決する理由

第1章で私は「原因不明の病気や、あらゆる症状の原因がコリ（＝痛み）にある」と断言しました。

実はこれは、従来の鍼治療にはなかった考え（理論）なのです。

ＷＨＯ（世界保健機関）でも、鍼治療の有効性は、さまざまな症状で認められていますが、「痛みや症状を緩和する」「自然治癒力を高める」という西洋医学の代替療法的な扱いをされることが少なくありません。

近年、アメリカを中心に鍼療法の科学的根拠が追究され、血流を改善したり、自律神経に作用するといった研究報告はありますが、その詳しいメカニズムはすべて明らかになっておらず、科学的検証が進んでいるとはいえない状況なのです。

しかし、これまで繰り返し述べてきたように、「ピンポイントに悪い細胞（トリガーポイントとして、痛みの電気信号を発している大もとの部位）を壊し、再生させる」

これが鍼治療の原理だと考えると、神経痛や関節痛などの「痛み」に効くだけでなく、病院で検査をしても「異常なし」とされた原因不明の病気や症状にも効果がある理由がわかるでしょう。

なぜ痛み（コリ）をとると、その部分の痛みやしびれ症状だけでなく、ほかの病気までよくなるのか――。

この章では、いま私が科学的検証を進めている「痛み（コリ）と病気の関係」について、これまで挙げた症例も含め、「なぜ、その症状は起こるのか」「どうすればよくなるのか」を整理して紹介したいと思います。

当てはまる症状や病気にお悩みの方は参考にしてください。

脊柱管狭窄症・椎間板ヘルニア・坐骨神経痛

脊柱管狭窄症

脊柱管狭窄症は、脊柱の内側に開いている空間がだんだんと狭くなっていく病気です。そのために、その空間を通っている神経が圧迫されることで、腰痛や脚のしびれの症状が起こります。

加齢や重いものを持ち続けたことが主な原因とされていますが、直接の原因は、すでに説明したように、電気信号がオーバーフロー（漏電現象）することです。

どこかの筋肉（たいていは臀筋）に問題があって、発生した大量の電気が長い間、一定量を超えて脊髄に入っていったのが原因。その電気信号に惑わされて、必要以上に骨をつくろうとします。それが脊柱の内側にできることで狭窄してしまうわけです。

病院では湿布、牽引、痛み止めくらいしか対応策はありません。抗炎症剤、筋弛緩剤などを処方されますが、根本解決にはなりません。

ところが、トリガーポイント（問題が発生した筋肉のコリ）を見つけて、そのコリをなくしていけば、必要以上の骨はつくられなくなります。

繰り返しになりますが、重要なのは、**「脊柱管狭窄症になったために、おかしな症状が起きるのではない」**ということです。臀筋や起立筋などのどこかに異常が起きたために、余計な電気信号がつくられて狭窄してしまうという順序です。もともとの異常を治さない限り、脊柱管の内部を外科手術で削っても、やがてまた脊柱管はせばまっていきます。一時的に痛みやしびれが治っても、再発する可能性が高いのです。

一方、筋肉からの異常な電気信号を止めておくと、脊柱管に最低限の隙間さえ空いていれば、脊柱管の狭窄はそのままでも普通に動けるようになります。

現に、私自身も20年ほど前に脊柱管狭窄症と診断されています。ＭＲＩ画像を見るとわかるのですが、脊柱管の隙間がまるで砂時計のように途中がくびれているのです。

それを見た医師は、「なぜ、こんな状態であなたは動くことも走ることもできるのか」

と驚きますが、定期的に鍼を打ってコリをとっているから大丈夫なのです。

椎間板ヘルニア

椎間板は、背骨を形作る一つひとつの椎骨の間にあって、クッションの役割をする器官のことです。椎間板ヘルニアは、この椎間板の中にある髄核が外に飛び出してしまい、それが神経を圧迫して痛みを生じる病気です。

異常な電気信号が脊柱に入ることで骨をつくれば脊柱管狭窄症となり、外側の筋肉が縮んだりつぶされることで内側のものが飛び出すのが椎間板ヘルニアです。

これも、椎間板ヘルニアが痛みの原因ではなく、臀筋や起立筋のコリから発生した異常な電気信号のオーバーフローによる結果なのです。

初期のヘルニアならば形も元に戻りますが、症状が進行してしまうと形が固まってしまいますので、元に戻すのは難しいといえます。

それでも適切な鍼治療を行うと症状はなくなるか、驚異的に減ることは、これまで患者さんの実績で確実といえます。手術しても治らないレベルの人が、長鍼術によって動けるようになった例は枚挙にいとまがありません。

坐骨神経痛

骨盤の下部にある坐骨（座骨）は、「坐る（座る）骨」という字を書きますが、けっして坐るためにある骨ではありません。座ったときにたまたまイスの座面に接することから、学者がそう名付けただけの話です。

電気信号があちこちに飛び、オーバーフローした電気信号は進みやすい道を選んで逆流していきます。

臀筋や股関節の靭帯、起立筋群がつくりだす異常に増えた信号が坐骨神経に入り込んだものが坐骨神経痛になるのです。

肋間神経痛も三叉《さんさ》神経痛等その他の神経痛も原理は同じ。筋肉の異常が元となって電気信号が増え、本人がわからないうちに神経が興奮して痛みになるのです。

関節リウマチ

リウマチというと年配の方がなる病気というイメージが強いかもしれませんが、最近若い人たち、とくに女性に発症するケースが増えてきました。

リウマチは、免疫システムの異常によって引き起こされる病気です。いわゆる自己免疫性疾患というもので、本来ならば外敵に備えるために存在する免疫システムが、自分自身を敵だと勘違いして攻撃するために、さまざまな症状が出てきます。一度発症してしまうと、完治は難しい難病だといわれています。

初期には、両手の指やひざなどの関節にむくみや腫《は》れが生じ、そのまま放置すると症状が進行して、関節が変形して動かせなくなったり、さらに関節が破壊されてしまったりという深刻な症状をもたらします。

専門の診療科でさまざまな治療法が見つけられてきていますが、あくまでも対症療法でしかなく、有効な治療法だとはいえません。

実は、リウマチ発症のメカニズムは現代医学でも完全には解明されていませんが、私は、筋肉が縮んで骨の骨との距離が縮まっていくことで起きると考えています。

これまで繰り返し説明したように、労作性とコリの痛みからの精神的ストレスによって中枢レベルで「縮め」スイッチが入り、どんどん筋肉が縮んでいくという現象が起きます。結果的に免疫システムが壊れるわけです。

変形性膝関節症の場合は、軟骨が壊れてもなんとか骨同士がぶつからないようにと、間に水をためることで衝突を避けようとしていると述べました。炎症の産物ともいえます。

ところが、リウマチの場合、「これ以上、近づくな！」ということで、お互いが攻撃を始めるのです。

そう考えれば、鍼でリウマチが治る理由もわかってきます。凝っていた筋肉をゆるめることで骨がぶつかりあわなくなり、攻撃をし合わなくなるためです。

具体的には、手にリウマチが出ているなら、首・肩を中心にして上腕部全体に鍼を打ちます。足に出ているなら臀筋を中心にします。

先日来られた20代の女性の場合、1週間に1、2回ほど通っていただき、10回ほどで症状が出なくなってしまいました。

もちろん、進行したリウマチによって破壊された骨を元に戻すのは不可能です。しかし、筋肉が収縮している初期の段階ならば、十分に元に戻すことは可能です。また、章末で紹介した症例のように、進行したリウマチであっても、鍼治療によって状態を安定させることができます。

動脈硬化

動脈硬化の原因は、高血圧・高血糖・高コレステロールが3大要素といわれてきましたが、本当にそうでしょうか。

それを裏付けるのが、iPS細胞で有名な京都大学の山中伸弥教授の同僚である濱崎洋子准教授が率いるチームによって発表された研究結果です。ＮＨＫの番組で放映されたので、ご覧になった方も多いでしょう。

バイオイメージングという特殊な顕微鏡によって、生きたままの体内を観察できるようになり、動脈硬化が起きる様子を観察していると、驚くような発見があったのです。

それは、白血球の一種であるマクロファージが、なんと自分の血管を攻撃していたのです。白血球が血管の壁に張りつき、そこに血小板が集められて血管がどんどん狭くなっていきます。そうしてかさぶたができると、さらに攻撃するということを繰り返して動脈硬化につながっていくことがわかりました。

では、なぜカラダを守るはずの白血球が、自分自身を攻撃するのでしょうか。

濱崎准教授によれば、本来は微生物を退治するために出されるべき物質が大量放出され、何らかの誤作動が起こって、免疫系統が暴走してしまうのだという話でした。

私は、その誤動作の原因こそが余分な電気信号だと考えています。オーバーフローした電気信号が血管構造に障害を起こすため、白血球たちは「何かおかしい」と感じて攻撃するという順序です。

こう考えれば、動脈硬化も筋肉のコリが原因である可能性が高いのです。

心臓血管系の病気が筋肉に由来しているなんて、にわかには信じられないという人が多いでしょうが、これは次項で紹介するように、事故の後遺症から心臓病を患った、私自身の経験からも実証しています。

心臓病（れん縮性狭心症）

私は50歳のとき、バイクに乗っていて交通事故に遭い、左肩から落ちて、左肩関節を壊し、鎖骨を粉砕骨折しました。その結果、頸椎の捻挫を起こし、全身を打撲、肋骨も折るという瀕死の重傷を負ってしまったのです。

そして、その事故の２カ月後に狭心症を起こしました。子どもを抱きかかえたときに激しい胸の痛みと圧迫感に襲われ、病院で検査をしてもらったのです。

心臓カテーテル検査をした結果、**攣縮《れんしゅく》性の狭心症**であると診断されました。これは、心臓に酸素や栄養を送る冠動脈が狭くなり、一時的に心臓に十分な血液が行き届かなくなる病気です。

原因は不明とされていますが、私の場合は、交通事故による頸椎と胸椎捻挫が原因だと考えています。捻挫部位から余計な電気信号が出て、心臓に入ったのです。原因を知っていた私は、発作の対症療法としてニトログリセリンだけをもらうことにしました。そして結局、長鍼法で、2カ月後にはすっかり症状がなくなったのです。

原因不明とされる心房細動、心室細動もまた、余計な電気信号が直接心臓の筋肉に達して、心臓の筋肉の動きをおかしくしたものです。これも、結局は事故や心臓に関連した筋肉のコリが大きな原因でしょう。

頸椎症

首や肩から腕や手にしびれや痛みが出てくる症状を、以前は頸腕《けいわん》症候群や胸郭《きょうかく》出口症候群と呼ばれていましたが、最近では頸椎症と呼ぶことが多いようです。

ここに関係する神経がどこから出ているかというと、鎖骨のもとから指3本分くらいのところにある鎖骨窩神経叢《さこつかしんけいそう》であり、それが脇の下を通って、腋窩《えきか》神経になり、そこから反転して上腕三角筋、肩甲骨、肩甲骨の間に来ています。

したがって、この神経の領域にある筋肉のコリが多くなると、痛みの信号が神経を逆行して、鎖骨を通り、頸椎に変形が起きてきます。腕や手指にしびれや痛みが出てきたら、かなり重症だということです。

こうした痛みやコリも、トリガーポイントに原因があることがわかっています。発症から早期であればあるほど、時間をかけずに治療することが可能です。

四十肩、五十肩

四十肩、五十肩は長年の姿勢による老化現象のようにいわれていますが、私は指・手・腕・ひじ・肩関節の捻挫が大きな要因の一つと考えています。

子どものころに転んだことがない人はいません。そのときに手をついて軽い捻挫を起こすと、それが周囲の筋肉に無理をかけることになります。それが、20年、30年かかって痛みが出てくるのが四十肩、五十肩というわけです。

そのメカニズムはひざの痛みや慢性腰痛と共通していますが、脚と違って、腕には重さがかかりません。そのために、ずっと表面化することなく気づかないでいることが多いのです。それが、新陳代謝の衰えた中年になって急に出てくるわけです。

四十肩、五十肩を発症するとき、関節付近では、私が「大根おろし現象」と呼ぶ炎症が起きていることがよくあります。

これは、硬い筋肉と柔らかい筋肉が混在している場所で起きるもので、使いすぎたり、ぶつけたりすることで筋肉が凝り、それを放っておくとゴリゴリとやわらかい筋肉がすれて炎症を起こしてしまうものです。大根同士では大根おろしはできません。やわらかい筋肉同士では炎症は起きにくいということです。

まさに、大根をおろし金でおろしているような様子なので、こう名付けました。四十肩、五十肩は、こうした捻挫や大根おろし現象が大きく関係していると考えられます（大根おろし現象で起きた炎症は、薬で治療が可能です）。

まとめ――放っておくと怖いコリの話

ここまでの痛み（コリ）と病気の関係を簡潔にまとめておきます。

①カラダの大量の異常な電気が脊柱管の狭窄や脊椎の変形をつくり出す！

大量に異常な電気が脊柱管に入りこむと、骨の新陳代謝（細胞の置き換え）が狂い、脊柱管がせばまる骨の変形が始まります。

通常、「丸いものを10個作りましょう」と書かれたカラダの設計図に狂いが生じて、三角や四角いものを100個、1000個とつくり出し始めるのです。

諸症状の原因は、ヘルニアや狭窄が原因だといわれていますが、これは完全な間違いです。

②リウマチやがんも生体電気の異常が原因!? 異常な生体電気は免疫まで暴走させる

臀筋や他の筋肉のコリが大量な電気をつくり出すと、免疫細胞の動きにまで異常を来たします。

大量の電気によって長い間興奮した神経の近くや末端の組織には、異常な電気の「場」がつくられます。

この「場」では、自らのカラダを外的から守るための免疫細胞が機能しなくなり、細菌やウイルスと戦えなくなったり、がんを認識できなくなったりするのです。

③アルツハイマーやパーキンソン病、うつ病までもコリによる痛みが関与している

臀筋やその周辺の筋肉のコリがつくり出す異常な電気は、ニューロンと呼ばれる脳の神経細胞にまで悪影響を与えます。

20～30年かけて、異常な電気信号に耐え切れず自ら死滅するような行動をさせる要因をつくり出したり（認知症・アルツハイマーや健忘症）、神経伝達物質という物質の放出に変化を与えてしまうのです（うつ病や双極性障害、パニック障害、パーキンソン病）。

実証！ 痛み（コリ）をとることによって病気を克服した人たち

では、実際に私の鍼治療を受けた人たちは、病気や症状が、どのようによくなっていったのか――。隠れたコリ（トリガーポイント）をとることによって、思いもよらなかった病気まで改善していった例を紹介しましょう。

ケース1　肋間神経痛――胸や胃の痛みの原因が背中にあった
58歳・男性・中華料理の調理人

年がら年中、重い中華鍋を振り回したり、前傾姿勢で仕事をしたりしていたことが原因となって、肋間神経痛になってしまったコックさんです。典型的な労作性の痛みです。肋骨の間の肋間神経がひどく痛くなり、仕事ができないほどになってしまいました。私の診療所を訪れたときは、咳もくしゃみもできない状態でした。

その2、3カ月前に整形外科を受診して肋間神経痛と診断されたとのこと。肋間神経は、背中から出て前面の肋骨と肋骨の間に向かい、そこで途切れています。つまり、肋間が神経の末端にあたるわけです。

本当に痛んでいるトリガーポイントは起立筋群にあるのですが、痛みが出てくるのは神経の末梢である肋間なのです。

繰り返しになりますが、深い関節、大きな関節は痛みに鈍感で、その痛みを示す信号がオーバーフローすると、そうした神経に痛みを感じる前に、敏感な先端や末梢から痛みやしびれが出てくるのです。

この方のトリガーポイント、つまりコリや痛みの中心は脊椎の4〜7番目の周囲でした。ここは、胃腸に向かう自律神経を司っている部分でもあります。

そこで、胃腸障害がないかどうか尋ねたところ、「ある」といいます。胃けいれんで緊急搬送されたこともあるとのこと。つまり、困っているのは神経痛なのですが、オーバーフローした電気信号は消化器官にも入っていることがわかりました。

消化器というのは、口から肛門に至るまで、平滑筋《へいかつきん》という筋肉が働いて機能しています。そこにおかしな電気信号が流れ込んでしまうと、驚いた筋肉がギュッと収縮することは容易に考えられます。

そこで、胃けいれん、けいれん性の便秘、逆流性食道炎などが起きてしまうのです。逆流性食道炎は、胃がけいれんを起こしているために、胃液が食道まで上がって起こるのです。

大もとのコリをとるために、脊椎の4〜7番に鍼を打ちました。体の前側（肋間）にも打ちましたが、それは対症療法としての補助的なもので、あくまでも原因である背中が中心です。

その結果、食事が普通にとれるようになり、肋間神経痛も収まりました。

「そんなところに原因があったんですか！」と、ご本人はびっくりされていました。

以前は深い呼吸もできませんでしたが、治療によって呼吸がラクになり、夜もぐっすり眠れるようになったといいます。仕事にも復帰できました。

ケース2 うつ病、抑うつ症状――うつの原因に痛みが隠されていることも

45歳・男性・会社員

15年間腰痛に悩んでいた男性です。胆石もあり、足裏に違和感も覚えていました。

整形外科では、右梨状筋《りじょうきん》症候群と診断されました。梨状筋とは、骨盤から出る坐骨神経が脚に向かう途中で通る筋肉のことです。そして、右の臀筋を10センチほど切って広げて、梨状筋にメスを入れたのです。

ところが、それでもいっこうに治る気配がなく、ホームページを見て私の診療所にいらっしゃいました。

大変なのは、痛みや心痛が重なってうつ症状が出ていたことです。「会社を辞めたい」「出張に行きたくない」という言葉が口から出てきて、明らかにいらいらしていました。

こうした方は、うつ病の疑いがあるので早く治さないといけません。本物のうつ病だとすると、放っておくと自傷や自殺の恐れがあるからです。

痛みが原因で気分が落ち込むことは、少し考えてみればどなたでも理解できることでしょう。ところが、うつの原因に痛みが隠されていることは、意外と見過ごされがちなのです。

また、この方からは「まず、鍼で治るという証拠が欲しい」という要望がありました。つまり、早く一定の効果を見せてほしいというわけです。

そこで、可能な限り多くの鍼を打つことにしました。一度に20～30回分の10㎝の長鍼を打って合計300本以上の鍼を使いました。3、4回ほど打ったところで、ご本人にも効果が理解できたようです。

「武笠さん、わかりました。このまま通わせてください」とおっしゃって、それからずっと通院しています。

しばらくすると、会社をやめたいとは言わなくなり、普通に出張にも行けるようになりました。

この方は、痛みに強かったのが災いしていました。体格もよく、体育会系に進んだら、いい成績をとっただろうと想像されます。

ところが、自分ではそんな性質が自覚できていなかったので、軽症のうちは痛みを感じることもなく、だんだんと悪くなっているのを見過ごしてしまったのです。そして、ある日、ついにそれが限界を超えてしまい、一気に症状が表面化したのです。

ケース3 大腸ポリープ――ポリープも子宮筋腫もがんも基本的には同じ原理
53歳・女性・主婦

病院で検査をしたところ、大腸ポリープが見つかって、切るべきかどうか相談にやってきた女性です。すぐにがん化することはないとのことですが、放っておくと、5年後、10年後にはがん化する可能性もあります。

実は、こうしたポリープをつくる原因も、電気信号のオーバーフローが関係していると考えられます。

そもそも、病気には生理的なものと病理的なものがあります。

生理的なものというのは、出るものが出なかったり出すぎたりするもの。下痢や便秘もそうしたものの一つです。また、動くべきものが動かなかったり、広がるべきものが広がらないというのも、この部類に入ります。

私は事故によって頸椎を傷めたことが原因で、瞳孔が広がったままの状態だった事があります。いつもまぶしくてしかたがありませんでした。これもまた生理的な現象の一種です。

一方、病理的なものというのは、たとえば丸いものが10個あるべきところを、3個しかなかったり、逆に1万個になったりする状態をいいます。または、三角が500個できてしまうというのも、これに含まれます。

ポリープや子宮筋腫、あるいはがんというのは典型的な例です。細胞が病理的におかしくなり、余計なものをつくり出してしまうためです。

大腸にポリープができるのは、オーバーフローした電気信号が伝わってくるために、それに惑わされて、せっせと余計なものをつくって病理的におかしくなってしまうと考えられます。

余計なものをつくるという点では、先に紹介した脊柱管狭窄症と同じ原理。手術でポリープをとっても、大もとがそのままならば、またいつかポリープができてくるのは当然のことです。

ですから、凝っている部分を探して、そこを解消すれば余計なものができにくくなります。脊柱管狭窄症のように、骨の場合は1回できてしまうと元には戻せませんが、新陳代謝が盛んな大腸や血管ならば、原因を断てばすぐに元の状態に戻ります。

病院で定期的に検査は続けてもらっていますが、「もう大丈夫でしょう。がん化はしないと思います」と婦人科医に告げられたそうです。私にしてみれば、原因を取り除いたのですから当たり前だと思っています。

ケース4 肺がん――「例外的だ」と医師に言われる

70歳・女性・幼稚園園長

私が通っていた幼稚園の園長先生なのですが、肺がんで余命3カ月の宣告をされてしまいました。

私が鍼をやっていることを知っていて、相談にいらっしゃったのです。

「武笠さん、なんとかならないでしょうか。すでに1回手術をしているし、もう切りたくないんです」

そこで、「抗がん剤はやらないようにしてください。約束してくれるなら、なんとかしましょう」

そう言って鍼治療を始めました。

肺に行く神経に関係するすべてのコリに対して鍼治療を行いました。肋間神経は呼吸器全般に関係しています。首から背中にかけての筋肉にコリがあったので、おかしな電気信号が肺に向かっていたのだと考えました。

そこで、このコリを鍼で攻撃していったのです。

おかしな電気信号がなくなれば、肺にがんは残っていても、増殖する可能性は低くなります。がんは増えていくから問題なのであって、増えないで現状維持ならば命に関わることはありません。つまり、肺の機能不全も起きないのです。

私の鍼治療で余命3カ月の宣告をされてから、5年間生きることができました。医師には、「鍼で治るわけがない。例外的だ」といわれたそうです。

実は、その後、悪名高い抗がん剤のイレッサを使ったことで、副作用の急性肺炎にかかって亡くなってしまいました。それがなければ、もっと生きられたと思っています。

ケース5　腎臓がん（再発予防）——ひどい腰痛は内臓に影響

58歳・男性・会社役員

肩痛に20年以上、腰痛に10年以上悩まされていた男性です。今は会社の役員をしていますが、若いころはお酒を扱う商社で重いビール瓶を長年運んでいたそうで、それが原因で腰を痛めたとおっしゃっていました。

この方が私の診療所に来たのは、奥さんがずっと通っていたのがきっかけです。旦那さんの腰痛がひどいということは聞いていたので、「放っておいたらがんになっちゃうよ」と私は心配していったのです。

すると、しばらくして、病院の検査ですでに腎臓がんであることがわかったのです。手術でがんは切除したものの、腰痛は治りません。

ひどい腰痛を放っておくと、肝臓や腎臓にダメージを与えることがあります。というのも、肝臓や腎臓は腰椎1、2番から神経が出ており、また股関節につながる神経も腰椎1、2番から出ています。

つまり、股関節と肝臓、腎臓はリンクしているといってもいいのです。

ですから、股関節が悪くなって腰痛が続けば、電気信号がオーバーフローして、それが肝臓に飛べば肝臓が悪くなり、腎臓に飛べば腎臓が悪くなるというわけです。

この方の場合も、がんは切除したとはいえ、腰痛の原因をとらないと再発する可能性があります。

奥さんを通じてそのことを伝えると、あわてて飛んできました。現在は、定期的に鍼を打っているために、腰の痛みも和らいでいます。もちろん、病院では定期的に検査を受けてもらっていますが、がんの再発はありません。

ただし、10年、20年という長時間をかけて悪化したものですから、腰痛も肩痛もすぐには治りません。時間をかけて、ゆるめていくことが大切です。

この方もまた、体が頑丈で痛みに耐えられる能力があったので、腰痛を放っておいたのがいけなかったのだと思います。

限界までそのままにしておいたために、がんという重い病気になってしまいました。むしろ、痛がりの人ならば、我慢できずに、もっと早く何らかの処置をしたでしょうから、ここまで悪い状態にはならなかったはずです。

ケース6 生理痛、冷え――自分でも覚えていない幼年時代の事故が原因だった

24歳・女性・事務職

以前から生理痛がひどく、手の冷え、首のコリ、頭痛があったという女性です。加

えて、ぜんそく、鼻炎もありました。腰痛はそれほどではないとのことですが、明らかに隠れ腰痛です。若いからまだいいのですが、あと5年、10年とたつうちに徐々に悪くして、ある時点で一気に表面化することでしょう。

前述したように、もともと動物には生理痛というのはありえません。血を流すことは肉食動物にかぎつかれる危険性が高いのですから、そこで「痛い」などといってしゃがみこんでいたら、すぐに襲われてしまいます。

ですから、基本的に生理痛というものは生物学的にありえないのですが、それがあるというのは確実に股関節が傷んでいるからです。今は腰に痛みを感じていませんが、それは単に許容範囲ぎりぎりに収まっているというだけの話でしょう。

「疲れ、コリ、痛み」の大きさをバケツに入った水の量にたとえるとすると、本来ならば、たまった水が寝ている間にポンプで排出され、朝起きると元気になっているのが健康な人間としてあるべき姿です。

少なくとも、すりきりで水があふれないようになっているのですが、そこに腰痛が存在すると水があふれて、ひょっこり生理痛が顔を出すのです。逆にいえば、コリがなければ、水はあふれない可能性が高いのです。

この方は、左股関節に問題がありました。また、小学生のときからいろいろな症状が出ていたといいます。若くてここまでひどい症状が出るというのはおかしいと思い、幼いころに事故をした経験がないか尋ねました。

すると、本人は記憶がなかったのですが、お父さんが覚えていました。3、4歳のころに、家のなかで三輪車で遊んでいたら、網戸を突き破って庭に落ちてしまったことがあったというのです。どうやら、それで頸椎捻挫を起こしていたようです。

現に、その事故以来、首から肩にかけてアトピーのような状態が出てきたといいます。

鍼を股関節付近の臀筋に加えて、棘突起《きょくとっき》（背骨の出っぱり）に沿って、頸椎から腰椎までずっとその両脇に鍼を打っていきました。また、肩や首のつらさを解消するために、三角筋のコリをほぐすように鍼を打ちました。

20年越しで悪くなったものですから、治すのには時間がかかります。1年半ほどかかって徐々に冷えやしびれがなくなり、咳が出なくなり、鼻も詰まらなくなりました。

以前は会社に行けないほどつらかった生理痛も軽くなりました。
「気がついたら元気になっていた！　すごい！」
「生理痛の原因が股関節にあるなんて想像もしていなかった」
そういって喜んでくれました。

ケース7　進行期リウマチ――元には戻らなくても症状が寛解

53歳・女性・主婦

この方は、リウマチがかなり進行した状態で私のところにやってきました。ひじに骨破壊があり、ひじが90度しか曲がらない状態でした。

治療を始めてから5年目になりますが、すでに3年目で寛解《かんかい》状態になりました。つまり、症状が落ち着いて安定した状態であると医師から診断されたのです。

かなり進行していたので元には戻りませんが、日常生活は問題ないまでになりました。90度しか曲がらなかったひじが、今では120度まで曲がるようになっています。

ところで、この患者さんには、ちょっと不思議な点がありました。というのも、リウマチというのは左右両側に等しく症状が表れるのが一般的で、リウマチの診断の根拠の一つにもなるのですが、この人のひじの症状は、右だけに表れていたのです。

その理由は、右の上腕三頭筋と大腿四頭筋に、斜めの線が入っていたのです。筋肉の断裂です。本人は覚えていないといいますが、おそらく幼いときに自転車か三輪車に乗って何かに衝突したか、相当な衝撃を受けたに違いありません。

それが原因で筋肉に断裂ができ、右側だけ筋肉が障害され、不具合が起きたのだと考えられます。それで、両側ではなく右ひじだけリウマチが進んでしまったのでしょう。

念のため、医師からの薬はやめずに服用してもらっていました。しかし、薬をずっと飲んでいても骨破壊は解消できていませんでしたし、炎症や骨破壊の程度を示すCRPやMMP3値も下がりませんでした。

ところが、私が鍼治療をすると両方の数値が下がり、生物学的製剤のチカラもあわせ、医師が「寛解状態である」と太鼓判を押してくれ、現在は薬は処方されていません。

コラム　「悪い細胞を壊す」鍼治療と外科手術の違い

鍼と西洋医学の外科手術とでは、傷をつけることは共通していますが、その目的も結果も大きく違います。

鍼は、悪い細胞をピンポイントで壊します。それに対して、外科手術は患部を大きく切るため、周辺のよい細胞まで傷つけてしまうことが多くなります。それは、〝修理〟であって根本的な〝治療〟ではありません。

もちろん、切開した部分がたまたま悪い箇所であり、そこを傷つけたことで、鍼の場合と同様にコリが解消されて治ることもありえます。しかし、ほかの場所に問題がある（つまり、ほかにトリガーポイントがある）ときは、悪い部分を切っても絶対に治りません。一時的に症状は改善するかもしれませんが、原因がそのままなのですから、必ず再発します。

それに対して鍼は細いものですから、悪い細胞をピンポイントで壊すことができ、よい細胞に対するダメージは非常に少ないのです。

整形外科には、外科手術以外にもさまざまな治療があります。たとえば、腰痛の改善を目指す治療として、牽引療法というのがあります。これは、脊椎を引っ張ることで圧迫やゆがみを取り除き、コリや痛みを解消しようというものです。学会で効果があると発表されたことから、保険適用にもなっています。

しかし、これでは根本的な治療になりません。なぜなら、コリというのは均一に存在するわけではなく、筋肉が複雑にからみあって存在しているものだからです。発症から時間が経てば経つほど、多くの筋肉が影響を与えているために、単純に一方向に引っ張って治るというものではないのです。

軽症な場合や初期の単純な腰痛には有効ですが、牽引だけですべてが解決できるはずがありません。

複雑な力関係でコリが生じている場合、牽引で解決しようとするならば、たとえばねじりながら引っ張るということを考えなければなりません。でも、それは困難でしょう。

必要なのは、その人に合ったオーダーメイドの治療であり、手技しかないのです。手技といっても、マッサージのレベルでは深層の筋肉まで届きませんから、根本治療はできません。

実際に私が鍼を打つときは、左手の指でコリを探しながら、右手で打っていくという手順を重ねます。トリガーポイントは1カ所とは限りませんので、問診や触診を参考にしながら打っていきます。また、トリガーポイントだけ打てば終わりということではなく、現在悩まされているコリや痛みを解消するために、対症療法の鍼を打つことも必要になります。

いずれにしても、重要なのは、一度壊して新しくつくり直すという考え方です。そうすると、凝っていた細胞がゆるんで、酸素や栄養分などの物質が運び込まれて再生していきます。

そして、継続的に鍼を打つことによってスーパーボディがつくれるというお話をしましたが、週に1回でも2週間に1回でも鍼を定期的に打つことで、コリは解消され、筋肉が常にゆるんでいる状態になり、カラダの中での反応がきれいに行われるようになります。体温や免疫力も上がり、細菌やウイルスが入ってきてもすぐに対応してやっつけるカラダができるようになります。風邪を引きにくくなり、元気のない人は元気に、そして元気な人はより元気になるのです。ところが、筋肉が硬くなるとそれができなくなってしまうのです。

エピローグ

7回死にかけ、すべて鍼で治した
ムカサ式メソッドが生まれるまで

私は、これまでの人生で7回死にかけました。

その最初は、生後6カ月で感染したロタウイルスでした。白痢または乳児嘔吐下痢症と呼ばれるもので、脱水症状がひどく、白色～黄白色の下痢便が出る疾患です。

その日は土曜日だったので、あわてて親が病院に連れて行ったのですが、先生が誰もいなかったといいます。そこに、たまたま小児科の先生が用事から戻って来られ、「これは大変なことだ」とすぐに治療をしてくれたので、なんとか一命をとりとめました。

日曜日をまたいで治療が遅かったら死んでいたといわれたそうです。瀕死の私を見た医師は、環境のいい場所で育てたらどうかともアドバイスしてくれました。

そんな経緯があって、現在住んでいる神奈川県の大磯に引っ越したわけです。

その後、大きな病気にはかからなかったのですが、幼稚園の年中組のときに交通事故に遭ってしまいました。これが、2回目の危機です。

横断歩道で黄色い旗を掲げて渡っていたところ、今は懐かしいスバル360が停まってくれたのですが、なんと、その後ろに4、5トンほどのトラックが追突して、私ははねられてしまいました。

全身打撲を負って救急車で運ばれましたが、骨折などの大怪我はなかったようで、ほどなく退院。ところが、首を強く打ったこともあってか、ものが二重に見える複視をはじめ、のどにできものができたり、中耳炎になったり、偏頭痛、耳鳴りなどのさまざまな不定愁訴に悩まされ、落ち着きもなくなってしまいました。

それが、小中学校になっても収まることなく、むしろ影響が大きく出てきたのです。

そのために、学校は休みがちでした。サッカー部やテニス部にも入ったのですが、具合は悪くなる一方。むしろ、本文にも書いたように、サッカーをやりすぎて股関節を傷めてしまいました。

高校生になると2回もバイクで死にかけました。

1回目は、バイクの運転中にバランスを失って転倒。いわゆる「自爆」です。おそらく、幼稚園時代の交通事故で激しく体を打ったために、バランス感覚が悪かったのでしょう。自転車の運転も下手でした。

もう1回は、友人が運転するバイクの後部座席に乗っていたときのことです。そのバイクが電柱に激突し、私は吹っ飛ばされて、したたかに首を打ってしまいました。

幸い、フルフェイスのヘルメットをかぶっていましたので、九死に一生を得ることができました。さもなければ、間違いなく命を失っていたことでしょう。ヘルメット装着が義務化される前のことです。

ところが、あとでわかったことですが、このときに頸椎を骨折していたのです。

それがわかったのは数年後のこと。なにしろ首の骨が折れているのですから、レントゲン写真を見た医師は「なぜ、これで大丈夫なのか?」と驚いたほどです。

確かに手のしびれはありましたし、グラスを持ってもよく落としてしまうのです。脳から発せられた「グラスを手に持て」という電気信号の指令が、手までうまく届かないのでしょう。

腕もうまく曲がりません。また、このころから坐骨神経痛にも悩まされるようになりました。体調が悪くなったのと歩調を合わせて精神的にも大きなダメージを受けました。薬物依存症に陥ったこともあります。

学校も登校拒否気味でしたが、なんとか出席日数を計算して卒業にこぎつけました。一方、サーフィンを始めたことが精神的にいい影響を与えたのだと思います。

ただ、肉体のほうはどうかというと、整形外科に通っていましたが、いっこうによくなりません。

とはいえ、医師が驚くほどひどい状態にもかかわらず、曲がりなりにも日常生活を送ることができたのは、父親の鍼治療のおかげというしかありません。

父は、若いころは電気工事の仕事をしていました。ところが、私が小学生のときに、ダム建設の電気工事の作業中に、太い同軸ケーブルを巻いたボビングの山が崩れて、危うく下敷きになるという大事故に遭遇しました。

1つ1トンもあるようなものですから、まともに下敷きになったら命はありません。幸い隙間に体が入ったことで命だけは助かりましたが、頸椎捻挫や胸椎捻挫を負ってしまいました。

また、腰を激しく打ったために肝臓の機能が低下し、やがて肝硬変との診断を受けてしまいます。診察をしてくれた医師が、「このままでは死を待つだけだ。私の知り合いの医師の父親で腕のいい鍼灸師が九州にいる。なぜ治るのかわからないが、とにかく腕がいいから連絡してみろ」と紹介してくれたのです。

父親は1カ月間、九州にとどまって治療を受け、見事生還しました。

鍼の威力を身をもって知った父は、体調が回復すると自身も鍼を学び、猛勉強して東京・新宿にある東洋鍼灸専門学校に通います。41歳で鍼灸師の資格を手に入れ、評判の鍼灸師になりました。

実は、私はアーティストになるのが夢でした。絵画や音楽に興味があり、とくに絵を描くのが好きだったのです。父は、私の進路にあれこれ口は出しませんでしたが、生活の糧として鍼の勉強をしておくことを勧めてくれ、私もそれに従うことにしました。

父親と同じ東洋鍼灸専門学校に通い、その技術を習って効果に感動はしましたが、その理論はほとんど理解できないというのが正直なところでした。

1982年に卒業して、その年に鍼師、灸師、あん摩マッサージ指圧師の免許取得後、父の鍼灸院で治療と研究をはじめます。

実際に治療をしてもどかしかったのは、教えられたままに施術すれば治るには治るのですが、なぜそうなるのか納得ができないことです。ある人は治って、別の人が治らないということが起きるのです。その意味が全く理解できませんでした。

この不思議を科学的に解明すべく、独自の研究を進めた結果が、今の私のメソッドの出発点になっています。

そして、新しい生活がまずまず順調に進んでいたと思われた1984年12月30日のこと。

5回目にして、人生最大の生命の危機に見舞われました。インドネシアで恐ろしい航空機事故に遭遇してしまったのです。私が24歳のときのことでした。

日本に帰るために、古都ジョグジャカルタの空港から、バリ島デンパサールにあるングラライ空港行きの国内線に搭乗。機種はDC－9。ガルーダ・インドネシア航空の国内線です。

その飛行機が、着陸時になんと滑走路をオーバーランしてしまったのです。300～400キロのスピードでフェンスを突き破って木々をなぎ倒し、機体は爆発炎上しながらいくつかに分解。100人あまりいた乗客のうち、後部座席の乗客50人ほどが亡くなりました。私も重傷を負いましたが、かろうじて命だけは助かったのです。

実は、この飛行機は知人とともにキャンセル待ちで確保したもので、当初の座席は、知人が前方、私は後方でした。そのまま座っていれば、私は間違いなく死んでいました。

ところが、タラップの手前で乗務員から「前のほうにもう1席空いたから、そこに座ってもいいですよ」といわれたのです。本当に幸運というしかありません。

余談ですが、当時、インドネシアは世界でもっとも航空機事故が多い国の一つでした。そのためか、航空会社は外国人の死亡者がいなかったことをいいことに、金で解決してしまっています。つまり、死亡者ゼロと報告して幕引きしてしまったのです。現に、インターネットに残された英文の記録ページを見ても死亡者はゼロと記録されています。しかし、同じページにある事故の状況説明には、「機体が3つに割れ、火が出た」と記されています。それだけでも、間違いなく大事故であったことがおわかりでしょう。

この事故で私は全身打撲を負うとともに、PTSD（心的外傷後ストレス障害）になってしまいました。肉体も精神もボロボロになり、「死にたい」という毎日が1年半続きました。

しかし、それをなんとか克服したのは長鍼《ちょうしん》治療と運動療法のおかげです。腰や首をメインにして、父と弟に手伝ってもらいつつ、トリガーポイントを見つけながら5～10㎝以上、太さ0・5㎜という長鍼を全身に打っていきました。

このとき徹底的に治療をしたおかげで、中学生のころから悩まされていた慢性鼻炎とアレルギー性鼻炎が治りました。これは首を中心にした治療が功を奏したのでしょう。頸椎の1～3番目くらいが、のど、鼻、目など、首から上の諸器官とリンクしているためです。

飛行機事故の後遺症もなんとか克服したと思っていた27歳のとき、6回目の危機がやってきます。今度は第三京浜で居眠り運転をしてしまい、トレーラーに突っ込んでしまいました。

私が乗っていたのは1969年型のフォルクスワーゲンで、シートベルトがなかった時代のことです。気がついたら車が横転していました。

右顔と下あごと舌を縫う裂傷のほかは、病院の検査で異常がないとのことで帰宅したのですが、後になって左の肩鎖《けんさ》関節の腱を切っていたことがわかります。それからずっと左腕に力が入らず、腕の太さも右と左で10対7くらいの違いがあるのです。

その後、これまでの事故によって全身に深刻な問題は抱えつつも、長鍼を定期的に打つことで、私は人並みの日常生活を送ることができました。

しかし、私が50歳になったとき、神様は私に7回目の試練を与えたのです。

バイクに乗っていて交差点の入口に差しかかったときのこと、右側の車線にいた車が急にウインカーをつけて左折を始めたのです。そのままでは車に巻き込まれてはねられてしまいます。

「バイクを捨てるしかない」と私はとっさに判断して、自ら道に転がり落ちたのです。

左肩から落ちたために左肩関節を壊し、鎖骨が粉砕骨折。頸椎と胸椎捻挫と全身打撲で瀕死《ひんし》の状態でした。

こうした事故だけではなく、さまざまな病気を抱えてきました。おそらく、事故とも深く関係しているのでしょう。すでに述べたれん縮性狭心症や鼻炎だけでなく、膀胱炎、腎盂《じんう》腎炎、大腸症候群、痔など、まさに病気のデパートでした。

しかし、そんなカラダだからこそ、自分を実験台にして鍼を打つことで効果を実証することができたのです。当初は科学的な説明はつきませんでしたが、鍼の打ち方によって効果が大きく変わることがわかったのです。

そこで、患者さんに対しても、「私はこういう効果があったので、試してみますか？」と提案し、同意してくださった方には私と同じように長鍼治療をしていきました。

人が人を呼び、たくさんの患者さんへ私の考える鍼を打っていくと、ほとんどの人で効果が表れるのです。こうして私はスキルアップをすることができ、自分の方針に間違いがないと確信するようになりました。

そして、さまざまな生命の危機を乗り越えて、生きてきたことに対しても、こう思えるようになったのです。

「私は治療師として生かされてきた」と。

前にも述べましたが、私は事故や病気だけでなく、薬物の依存症に陥ったこともあります。それも鍼と運動療法などでなんとか克服できました。ですから、病気で悩んでいる方だけでなく、精神疾患の人も薬物依存症の人の気持ちもわかります。

現在は、鍼治療を行うかたわら、２０１３年から東京大学大学院の農学生命科学研究科動物実験教室で実験を行っています。

体調の悪い人は元気に、元気な人はもっと元気になってほしいというのが私の願いであり、使命であると考えるようになりました。

７回も死にかけてボロボロになった自分のカラダを実験台にして、あらゆる痛みを栄養学や、運動生理学、長鍼術により助けられました。

トリガーポイントを壊すことで、人間の治癒力を活用して病気を治すという考え方は間違ってはいないことがわかってきました。それどころか、今後の医学のコアな部分を占めるのではないかと私は考えています。

そして、現在は、統合医療（西洋医学と東洋医学のいいとこ取り）の研究に没頭しています。原因不明の症状や痛み、病気に悩んでいる人たちが一人でも多く救われるよう願ってやみません。

この本を書き上げるにあたっては、たくさんの方々にお世話になりました。

まずは、ネクストサービス株式会社の松尾様、シャルランコンサルティングの大沢様、Ｂ＆Ｔコンサルティングの西尾様、シュン活！伝達塾塾頭の櫻井様、青春出版社の野島様、長崎県川棚町アンデルセンの久村英俊氏、また私を育ててくれた両親、そして最大の協力者である妻の祐美には感謝の念でいっぱいです。

本当にありがとうございました。

武笠公治

著者紹介

武笠公治
東京大学農学生命科学研究科農学特定支援員。はり師・きゅう師・あん摩マッサージ指圧師（国家資格）。ムカサはり治療所院長。日本長鍼学会会長。医学情報処理研究所主宰。
1961年生まれ。病気や飛行機事故などで7回死にかけ、全身の重度の痛みやしびれ、病気や症状に苦しむが、すべて鍼治療で克服。「治療師として生かされた」という使命感から鍼治療の研究を進め、独自の理論と技術を確立。東京大学農学生命科学研究科にて鍼治療の科学的メカニズムとその効果を疾患モデルマウスで検証している。

ムカサはり治療所
http://www.mukasa.jp/

腰痛《ようつう》・ひざ痛《いた》・脚《あし》のしびれ…
下半身《かはんしん》の痛《いた》みは「臀筋《でんきん》のコリ」が原因《げんいん》だった！

2016年12月10日　第1刷

著　者　武《む》笠《かさ》公《きみ》治《はる》
発行者　小澤源太郎

責任編集　株式会社 プライム涌光
電話　編集部　03(3203)2850

発行所　株式会社 青春出版社
東京都新宿区若松町12番1号 〒162-0056
振替番号　00190-7-98602
電話　営業部　03(3207)1916

印刷　中央精版印刷　製本　大口製本

万一、落丁、乱丁がありました節は、お取りかえします。
ISBN978-4-413-23020-9 C0030